CONFÉRENCE

SANITAIRE INTERNATIONALE DE PARIS

DE 1903

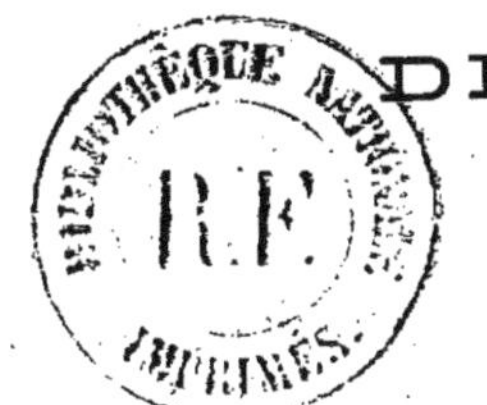

PAR

HENRI MONOD,

CONSEILLER D'ÉTAT,

DIRECTEUR DE L'ASSISTANCE ET DE L'HYGIÈNE PUBLIQUES,

MEMBRE DE L'ACADÉMIE DE MÉDECINE

MELUN

IMPRIMERIE ADMINISTRATIVE

—

MCMIV

CONFÉRENCE

SANITAIRE INTERNATIONALE DE PARIS

DE 1903

PAR

HENRI MONOD,

CONSEILLER D'ÉTAT,

DIRECTEUR DE L'ASSISTANCE ET DE L'HYGIÈNE PUBLIQUES,

MEMBRE DE L'ACADÉMIE DE MÉDECINE

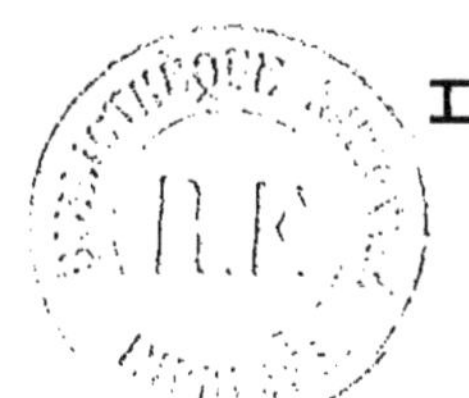

MELUN

IMPRIMERIE ADMINISTRATIVE

MCMIV

ial

CONFÉRENCE SANITAIRE INTERNATIONALE DE PARIS DE 1903

PAR

HENRI MONOD.

Le 10 octobre 1903 s'est réunie à Paris une conférence sanitaire internationale. Ses travaux ont pris fin le 3 décembre.

C'était la onzième des conférences internationales (1), la quatrième de celles qui ont eu un caractère nettement inter-gouvernemental, ayant abouti à des conventions diplomatiques (2).

L'histoire de ces conférences peut se diviser en trois phases.

La première est la phase plus exclusivement scientifique. Les gouvernements y sont bien représentés par des diplomates, attentifs aux délibérations des savants, pour rapporter à leurs gouvernements respectifs les enseignements qui en découlent; les questions sont bien mises aux voix, en ce sens que sur chaque question chaque nation exprime son avis; mais, bien que dès lors on aspire à une convention (3), les délibérations n'aboutissent pas à un accord signé par les délégués des puissances; comme le disait Moleschott à Rome, les gouvernements ne demandent aux conférences « que des conseils basés sur l'hygiène » (4). Cette période va de 1851 à 1892.

---

(1) Première conférence : 1851, Paris ; 2ᵉ, 1859. Paris ; 3ᵉ, 1866, Constantinople ; 4ᵉ, 1874, Vienne ; 5ᵉ, 1881, Washington ; 6ᵉ, 1885. Rome ; 7ᵉ, 1892, Vienne ; 8ᵉ, 1893, Dresde ; 9ᵉ, 1894, Paris ; 10ᵉ, 1897, Venise ; 11ᵉ, 1903, Paris. La 5ᵉ conférence, celle de Washington, s'est occupée de la fièvre jaune ; la 10ᵉ (Venise 1897), de la peste ; les 1ʳᵉ, 2ᵉ, 3ᵉ, 4ᵉ, 7ᵉ, 8ᵉ et 9ᵉ, presque exclusivement du choléra ; la 11ᵉ, celle de Paris 1903, des trois maladies pestilentielles, et même, comme on le verra, de toutes les maladies infectieuses.

(2) Il n'y a pas lieu de tenir compte de la tentative avortée de faire une convention en 1851. En dehors de la France, deux pays seulement, le Portugal et la Sardaigne, y adhérèrent, et toutes deux, au bout de quelques années, la dénoncèrent.

(3) Cette espérance était exprimée par M. Mancini, ministre de affaires étrangères d'Italie, à la séance d'inauguration de la conférence de Rome. (*Procès-verbaux* de cette conférence, page 5.)

(4) *Procès-verbaux* de la conférence de Rome, p. 340.

La seconde phase historique des conférences sanitaires internationales est celle des conventions relatives aux maladies pestilentielles ; elle va de 1892 à 1903. Elle comprend quatre conférences : trois contre le choléra (Venise, 1892 ; Dresde, 1893 ; Paris, 1894); une à Venise, en 1897, contre la peste. Dans ces conférences un accord positif s'établit ; chaque nation, signataire d'une convention, se lie par le texte de cette convention et les autres nations signataires sont liées envers elle. La défense contre les maladies exotiques devient commune, comme le péril est commun.

Peut-être la conférence de Paris de 1903 a-t-elle ouvert une troisième phase où cette défense commune ne sera plus limitée à deux ou trois maladies importées de l'Extrême-Orient, mais s'étendra, au grand bénéfice de l'humanité, à toutes celles contre lesquelles cette défense commune est possible. C'est ce que montrera un rapide exposé des faits principaux qui donnent à cette conférence sa physionomie propre.

La dernière conférence de Venise avait, dans sa séance du 11 mars 1897, voté à l'unanimité la délibération suivante : « La conférence est d'avis qu'une commission technique internationale devrait être chargée à brève échéance de préparer un projet destiné à mettre en harmonie et à codifier les conventions sanitaires de Venise 1892, Dresde 1893, Paris 1894, et Venise 1897. » Le gouvernement italien, évidemment sous l'empire des préoccupations que lui donnait la contradiction, de plus en plus apparente, entre les mesures prises contre la peste et les données actuelles de la science, prit prétexte de la délibération de 1897 pour provoquer une conférence nouvelle. Nos préoccupations étaient les mêmes, et la France donna immédiatement son adhésion au projet italien. L'Italie proposa que la conférence se tînt à Paris, rendant par là hommage à l'action de la France dans la prophylaxie sanitaire internationale. Ainsi, pour la quatrième fois, Paris, où s'était réunie la première conférence il y a plus d'un demi-siècle, allait être le siège de ces importantes assises. Après des négociations assez longues, les propositions italiennes furent adoptées par la presque unanimité des puissances civilisées. Il n'y avait que douze nations représentées à la conférence de Paris en 1851, il y en avait vingt-quatre a la conférence de Paris en 1903.

D'après les lettres de convocation, cette conférence avait deux buts : codifier les conférences antérieures ; adapter les décisions de ces conférences aux acquisitions scientifiques sur la propagation de la peste. Nous verrons tout à l'heure comment à ces deux éléments vint s'en ajouter un troisième, d'une grande importance.

La conférence de Paris a fourni une somme considérable de travail. Elle a tenu de nombreuses et longues séances. Son président, élu par elle, était le premier délégué de la France, M. Barrère, ambassadeur de la République française auprès du roi d'Italie. Tous ont rendu hommage à la hauteur de vues, à l'autorité personnelle, à l'éloquence, à l'habileté et à la parfaite courtoisie avec lesquelles M. Barrère a rempli cette mission.

Le rapporteur général de la conférence était également français ; c'était le très regretté inspecteur général des services sanitaires, M. Proust. C'est lui qui, dès le début, a tracé le programme des travaux dans un exposé magistral, rédigé avec la précision et la sagesse qui lui étaient coutumières.

La conférence s'est divisée en trois commissions :

1° la commission technique présidée par le premier délégué de l'Italie, M. Santoliquido ;

2° la commission des voies et moyens, présidée par le premier délégué de la France, M. Barrère ;

3° la commission de codification, présidée par le premier délégué de la Belgique, M. Beco.

Commission de codification. — Le travail de la commission de codification était particulièrement difficile et ingrat. Cette commission n'avait et ne pouvait avoir aucune initiative ; son rôle se bornait à mettre en concordance et dans un ordre acceptable les prescriptions antérieures, et à incorporer au texte nouveau, au fur et à mesure qu'elles étaient prises, les résolutions des deux autres commissions. On doit de la reconnaissance aux hommes de bonne volonté qui ont consacré leur intelligence et leur temps à cette tâche. Le président de la commission, M. Beco, avait, avant même que la conférence fût convoquée, fait un essai de codification ; il a été constamment, et très utilement, secondé par les autres membres de la commission, spécialement par un des délégués de la France, M. Brouardel, et par un des délégués des Pays-Bas, M. Ruysch. MM. Beco, Brouardel et Ruysch, qui avaient

fait tous trois partie des conférences de Venise, de Dresde et de
Paris, étaient parfaitement qualifiés pour mener à bien la besogne.
La dernière main y a été mise par une commission de rédaction
qu'a présidée le vice président de la conférence, M. Santoliquido.

La nouvelle convention de Paris, laquelle, pour employer ses
propres termes, « revise en les complétant les conventions sanitaires
internationales actuellement en vigueur » (1) et « remplacera ces
conventions dans les rapports respectifs des puissances qui l'auront
ratifiée ou qui y auront accédé » (2), est datée du 3 décembre 1903.
Elle comprend 184 articles et est divisée en six titres :

Titre 1er. — *Dispositions générales.* Ce titre est subdivisé en
deux chapitres : *Prescriptions à observer par les pays signataires
de la convention dès que la peste ou le choléra apparaît sur le
territoire. — Mesures de défense par les autres pays contre les
territoires déclarés contaminés.*

Titre II. — *Dispositions spéciales aux pays situés hors d'Europe,*
titre également subdivisé en deux chapitres: *Provenances par mer.
— Provenances par terre.*

Titre III. — *Dispositions spéciales aux pèlerinages,* dont le
chapitre premier est intitulé: *Prescriptions générales;* — le chapitre
second: *Navires à pèlerins; installations sanitaires;* — le chapitre
troisième: *Pénalités.*

Titre IV. — *Surveillance et exécution.*

Titre V. — *Fièvre jaune.*

Titre VI. — *Adhésions et ratifications.*

Commission technique. — Quelle que soit l'utilité de la codification, elle est évidemmment d'importance secondaire eu égard
aux autres travaux de la conférence.

La commission technique avait à étudier les modifications que le
progrès de nos connaissances conseillait d'apporter aux conventions,
notamment en ce qui concerne la défense contre la peste.

Durée d'incubation de la peste abaissée à cinq jours. — En
1897, lors de la dernière conférence de Venise, laquelle avait pour

---

(1) Préambule.
(2) Article 184.

objet, ainsi que je l'ai dit, les moyens de combattre cette maladie, la peste était mal connue. On vivait sous le souvenir des terrifiantes épidémies d'autrefois. On ne connaissait bien ni la durée de la période d'incubation de la peste, ni ses modes de propagation. C'est dans ces conditions qu'exagérant la prudence, ce dont on ne saurait certes les blâmer, les représentants techniques des puissances avaient fixé à dix jours la durée de l'incubation. Ces savants se sont trouvés d'accord à Paris pour reconnaître que, sauf des cas tout à fait rares, le temps nécessaire aux germes pour manifester chez l'homme leur action malfaisante ne dépasse pas et même n'atteint pas cinq jours. La période d'observation, pendant laquelle les habitants d'un navire suspect peuvent être retenus, a donc été abaissée de dix jours à cinq jours.

Faculté de substituer la surveillance à l'observation. — La commission technique alla bien plus loin. Convaincue que dans sa forme la plus fréquente, la forme bubonique, la peste n'est que très exceptionnellement transmissible de l'homme à l'homme, elle autorisa, en cas de navire infecté, le remplacement de l'observation, où les passagers sont retenus, par la surveillance, où les passagers sont libres de leur mouvements, à la condition d'indiquer leur résidence à l'autorité, laquelle fait constater leur état de santé pendant un temps qui ne doit pas dépasser dix jours.

Puis la commission technique et la conférence étendirent aux navires infectés de choléra la substitution possible de la surveillance à l'observation, de sorte que, pour les nations qui ratifieront la convention nouvelle, il n'existera plus un seul cas où l'autorité sanitaire du port soit, en vertu d'un texte international, dans l'obligation stricte de retenir des voyageurs non malades.

C'est sans doute la décision la plus grave qu'aient prises les conférences depuis qu'elles fonctionnent. C'est le principe d'une véritable révolution dans des pratiques séculaires. C'est un pas décisif vers cette suppression complète des quarantaines que la France poursuit depuis quatorze ans.

Ces articles nouveaux entraîneront des modifications dans notre règlement sanitaire de 1896, et le Comité consultatif d'hygiène publique de France sera sans doute appelé à délibérer sur ce point. La surveillance, du moment qu'elle peut remplacer l'observation, doit offrir des garanties toutes nouvelles et par conséquent recevoir une nouvelle organisation. Le procédé d'observation, lequel consiste à immobiliser toute la population d'un navire parce que l'on est autorisé à craindre que dans cette population une ou deux personnes sont en incubation de choléra ou de peste, est évidemment excessif, et il est désirable que les gênes qu'impose à quelques-uns la défense de la santé de tous ne soient subies que par ceux qui constituent un danger. Mais notre administration sanitaire ne pourra user de la faculté qui lui est donnée par la convention de 1903, et renoncer au système actuel, qu'autant que la santé publique sera aussi efficacement protégée par le système nouveau. Pour cela deux conditions sont nécessaires: la première, que le passager, auquel on offre la libre pratique immédiate pour se rendre dans l'endroit désigné par lui, s'y rende; la seconde que, dans cet endroit, la visite médicale de ce passager se fasse. Comment sera-t-il possible d'obtenir, pour l'exécution de ces deux conditions, une sécurité absolue? C'est ce que le Comité consultatif aura à rechercher.

Notification des premiers cas. — Une amélioration pratique d'une réelle portée a été réalisée par la conférence, sur l'avis de sa commission technique, dans la notification des premiers cas de peste ou de choléra. La convention de Venise disait: « Est considérée comme contaminée toute circonscription où a été constatée officiellement l'existence de cas de peste. » Elle disait encore; « Le gouvernement du pays contaminé doit notifier aux divers gouvernements l'existence de tout cas de peste. Cette mesure est essentielle. » Elle déclarait enfin que les mesures préventives ne devraient pas être prises contre un pays où des cas de transmission n'avaient pas été constatés (1). Dès lors on était tenté de supposer qu'en dépit de ces termes impératifs: « l'existence de *tout cas* de peste », un pays ne notifierait pas un cas importé non suivi de cas de transmission, puisque cette notification ne devait avoir aucun résultat pratique. Si donc une notification était faite, on la considérait comme l'aveu d'une situation grave justifiant des mesures de défense. La conséquence était que l'on ne notifiait pas le premier cas. Il était à craindre qu'on fût entraîné à ne pas notifier le second, ni le troi-

---

(1) Convention de Venise de 1897, chapitre II, titres 1 et 2, *procès-verbaux*, pages 248, 249 et 250.

sième peut-être et qu'enfin l'on ne parlât que lorsque le bruit public rendrait impossible le silence. C'est le défaut ordinaire des mesures trop absolues de devenir inefficaces. La convention de Paris a maintenu, en termes énergiques, l'obligation de notifier le premier cas, mais elle a rendu aisé l'accomplissement de ce devoir par son article 7 : « La notification d'un premier cas de peste ou de choléra n'entraîne pas contre la circonscription territoriale où il s'est produit l'application des mesures prévues au chapitre II. Mais, lorsque plusieurs cas de peste non importés se sont manifestés ou que les cas de choléra forment foyer, la circonscription est déclarée contaminée. » Ainsi se trouvent conciliés le désir légitime d'être renseigné et le devoir de n'apporter des entraves à la libre circulation des hommes et des choses qu'en cas de nécessité démontrée.

L'isolement, point de départ du délai pour la cessation des mesures de défense. — Pour qu'une circonscription cessât d'être considérée comme contaminée et qu'en conséquence on ne fût plus justifié à prendre des précautions contre les provenances de cette circonscription, il fallait, suivant les conventions antérieures, qu'un certain délai se fût écoulé depuis le dernier décès ou la guérison du dernier cas. Sur la proposition de M. Proust, la conférence a reconnu que l'isolement du malade, s'il est bien pratiqué, doit, au même titre que la mort ou la guérison, servir de point de départ au calcul de ce délai, puisque par l'isolement, aussi bien que par la guérison ou par la mort, le malade cesse d'être un danger. Elle a, il est vrai, défini, en vue de cette éventualité, le mot *isolement*. Il faut que cet isolement soit effectif, qu'il soit réalisé pour les personnes qui soignent le malade comme pour le malade lui-même. Mais lorsque ces garanties sont obtenues, l'isolement doit logiquement être assimilé à la guérison ou à la mort, à la condition, dans ce cas comme dans les autres, que la désinfection ait été opérée et que, s'il s'agit de peste, on ait poursuivi la destruction des rats. L'article 9 de la convention déclare donc que « pour qu'une circonscription ne soit plus considérée comme contaminée, il faut la constatation officielle: 1° qu'il n'y a eu ni décès ni cas nouveau depuis cinq jours, *soit après l'isolement*, soit après la mort ou la guérison du dernier pesteux ou cholérique ; 2° que toutes les mesures de désinfection ont été appliquées, et, s'il s'agit de peste, que les mesures contre les rats ont été exécutées ». Cet article sera un puissant stimulant pour effectuer l'isolement sérieux des malades.

Circonscription sanitaire. — Aux termes des conventions, on entendait par *circonscription sanitaire* « une partie de territoire placée sous une autorité administrative bien déterminée », telle qu'un département, une ville, une commune. D'après la convention de Paris, la circonscription sera « une partie de territoire bien déterminée dans les renseignements qui accompagnent ou suivent la notification ». On pourra donc désormais considérer comme circonscription contaminée un quartier de ville. Supposons, par exemple, qu'il éclate quelques cas de peste dans un quartier de Marseille éloigné du port; c'est ce quartier qui sera considéré comme contaminé; les puissances signataires de la convention ne seront plus, à raison de ces cas, en droit de traiter comme contaminé le port de Marseille. C'est un progrès considérable.

Destruction des rats. — Enfin la commission technique a dû s'occuper de la destruction des rats. Elle n'a pas émis d'opinion sur la manière dont ces rongeurs interviennent dans la transmission de la peste, mais, après avoir déclaré que l'eau potable ne joue aucun rôle dans cette transmission, elle a, dans tous les cas où pour la défense contre le choléra elle prescrivait l'épuration de l'eau, prescrit pour la défense contre la peste la destruction des rats. Elle n'a pas non plus prononcé entre les divers systèmes de destruction employés; elle les a énumérés (1), et elle a insisté sur le devoir de réduire les gênes qu'imposera au commerce cette destruction aux moindres retards possibles et aux moindres dépenses possibles. L'administration sanitaire, secondée par la commission permanente du Comité consultatif, s'efforcera, sur ce point comme sur les autres, d'observer scrupuleusement les règles votées par la conférence.

Le choléra. — Sur le choléra, aucune acquisition scientifique

---

(1) Elle a cependant indiqué, dans la note qui accompagne l'article 177, une différence fondamentale entre le premier procédé, qui est le procédé français, et les deux autres. Le premier, dit cette note, « fait périr les rats et les insectes et détruirait en même temps les bacilles pesteux lorsque la teneur en anhydride sulfureux-sulfurique est assez élevée... Les deux autres font périr les rongeurs sans avoir la prétention de tuer les insectes et les bacilles de la peste ».

n'entraînait le changement des mesures de défenses actuelles. Elles ont donc été maintenues, mais avec les atténuations que j'ai déjà indiquées, c'est-à-dire avec la faculté pour l'autorité sanitaire de substituer la surveillance à l'observation.

La fièvre jaune. — Il en était bien différemment pour la fièvre jaune. Depuis quelques années des notions d'une importance considérable touchant la propagation de cette maladie et les moyens de la combattre, sont entrées dans le domaine de la pratique. Les savants américains, qui avaient reconnu dans le moustique stégomya l'agent de transport du germe infectieux, ont su faire disparaître le fléau à la Havane : le colonel Gorgas, premier délégué des États-Unis, a exposé cette victoire dans un rapport qui a soulevé l'enthousiasme de la conférence. D'autres savants, français et brésiliens, ont, par de nouvelles et intéressantes recherches, confirmé le rôle exclusif du moustique dans la transmission de la fièvre jaune. Pour la France, qui entretient avec l'Amérique du Sud de si fréquentes relations commerciales, la question est du plus haut intérêt. En apportant l'appui de son autorité aux mesures prophylactiques tendant exclusivement à détruire les moustiques et à les empêcher de prendre sur les malades les principes morbides qu'ils transporteraient sur les individus sains, la conférence a complété son œuvre de défense contre les trois maladies pestilentielles exotiques. L'article 182 de la convention s'exprime ainsi : « Il est recommandé aux pays intéressés de modifier leurs règlements sanitaires de manière à les mettre en rapport avec les données actuelles de la science sur le mode de transmission de la fièvre jaune et surtout le rôle des moustiques commes véhicules des germes de la maladie ».

Telles sont les principales modifications apportées aux conventions par la conférence sur la proposition de sa commission technique. Les savants français qui représentaient la France dans cette commission, MM. Proust, Roux et Calmette, ont pris à ses délibérations une part brillante, souvent décisive, à laquelle les savants étrangers ont rendu hommage dans la séance de clôture.

La tâche lourde et difficile de diriger les travaux de la commission technique a été accomplie avec infiniment de compétence et de sûreté par M. le Dr Santoliquido, directeur général de la santé publique en Italie.

Commission des voies et moyens. — J'ai déjà dit que la troisième commission, celle des voies et moyens, était présidée par le président même de la conférence, le premier délégué français, M. l'ambassadeur Barrère. Sous son impulsion, les travaux de cette commission ont pris une hauteur, une ampleur et, en même temps, une bonne grâce qui ont donné un singulier attrait à ses séances.

Conseil de santé de Constantinople. — Une des plus importantes questions dont la commission dut s'occuper était celle de la composition et du fonctionnement du conseil supérieur de santé de Constantinople.

« Ce conseil est chargé d'arrêter les mesures à prendre pour prévenir l'introduction dans l'empire ottoman, et la transmission à l'étranger, des maladies épidémiques ». C'est en ces termes qu'est indiqué et précisé le rôle du conseil supérieur de santé dans la nouvelle convention.

Ce rôle ne peut être rempli qu'autant que les puissances signataires de la convention seront effectivement représentées dans le conseil par des délégués compétents et que ceux-ci n'y seront pas en état d'infériorité numérique à l'égard des délégués ottomans. Les articles 166 et suivants de la convention ont pour objet de réduire dans de justes limites le nombre de ces derniers, et de préciser les garanties de savoir et d'indépendance que les autres devront offrir.

Le gouvernement du sultan ne fera-t-il pas échec à ces propositions? En tout cas, il y a lieu d'espérer que, cette fois, des efforts sérieux seront tentés pour l'amener à se mettre d'accord avec l'unanimité des puissances, car c'est à l'unanimité (moins l'abstention de la Turquie) que la Conférence a voté la résolution suivante: « Les gouvernements signataires conviennent d'intervenir auprès de la Sublime Porte pour obtenir d'elle son adhésion aux actes de la présente conférence ainsi qu'aux conférences antérieures (1). »

Canal de Suez. — Il n'a pour ainsi dire rien été modifié au fonctionnement du conseil sanitaire d'Alexandrie. Ce n'est pas que

---

(1) Commission des voies et moyens, 7ᵉ séance, 4 novembre 1903.

des tentatives n'aient été faites en vue de diminuer son importance au point de le rendre presque inutile. Déjà, en 1885, à Rome, l'Angleterre avait soumis à la conférence internationale la proposition suivante: « Les navires anglais, marchands, troupiers, postaux et autres, qui ne communiquent ni avec l'Égypte, ni avec aucun autre port de l'Europe, devront pouvoir traverser le canal de Suez, sans inspection, comme un bras de mer ». Il était évident que si les navires anglais, qui forment la grande majorité de ceux qui traversent le canal de Suez, échappaient à l'inspection, les autres n'accepteraient pas de s'y soumettre et le conseil sanitaire d'Alexandrie n'aurait plus de raison d'être. La proposition anglaise avait été, à Rome, rejetée par dix-huit voix contre deux, ces deux voix étant celles de l'Angleterre et des Indes anglaises.

Ce ne fut pas cette fois l'Angleterre, ce fut l'Égypte qui proposa, non plus que les navires anglais, mais que les navires à pèlerins pussent traverser librement le canal, à la condition de se rendre directement dans les lazarets de leurs pays respectifs. Ce projet de résolution fut présenté avec beaucoup d'habileté et de modération par un membre des plus sympathiques de la conférence, M. le Dr Ruffer, président du conseil sanitaire d'Alexandrie. Deux délégués français, M. Proust et moi-même, s'y opposèrent. Ils soutinrent que, sous sa forme anodine, ce projet consommerait la ruine de décisions essentielles; — que les navires à pèlerins étant les plus dangereux, il serait impossible de continuer de prendre à l'égard des autres les mesures que l'on ne prendrait plus à l'égard de ceux-là; — que l'on ramenait ainsi indirectement la proposition repoussée à la quasi-unanimité à Rome; — que le projet présenté n'allait à rien moins qu'à priver l'Europe de la défense naturelle qu'elle trouve dans la nécessité pour les navires venant des pays à choléra et à peste de passer par cette porte du canal de Suez; — que le conseil d'Alexandrie deviendrait ainsi superflu au moment même où, grâce à la direction de M. Ruffer, son utilité était le mieux démontrée. M. Ruffer, devant ces objections, constatant d'ailleurs, comme il le dit lui-même, « que le sentiment de la conférence n'était pas favorable à sa proposition », la retira.

Atténuation des mesures en faveur des navires a pèlerins présentant certaines garanties. — Une fois maintenues les garanties qu'exige la défense de l'Europe, la conférence ne se refusait d'ailleurs pas, même pour les navires à pèlerins, à autoriser les atténuations compatibles avec cette défense. Suivant l'article 143 de la convention nouvelle, lorsque la présence de la peste ou du choléra n'est constatée ni au port d'où provient le navire, ni au Hedjaz, ni sur le navire, soit en cours de route, soit après la visite médicale faite à El-Tor après débarquement ; — lorsque le nombre des pèlerins n'est pas supérieur à celui autorisé par les règlements du pèlerinage ; — lorsque le navire est pourvu d'étuves à désinfection et qu'il est constaté que le linge sale a été désinfecté ; — lorsque, enfin, le service médical est assuré à bord par un ou plusieurs médecins commissionnés par le gouvernement auquel appartient le navire, ce navire peut être autorisé par le conseil sanitaire d'Alexandrie à traverser en quarantaine le canal de Suez à la condition de se rendre directement dans un des ports du pays auquel il appartient.

Il est permis d'espérer que la possibilité de ce régime favorable amènera une plus exacte observation des règlements et diminuera l'encombrement, si fréquent et si pernicieux, des navires à pèlerins.

Médecins commissionnés. — Il est également à prévoir que, pour bénéficier des facilités offertes par l'article 143, on augmentera le nombre des médecins commissionnés tels que ceux que nous avons à bord des navires à pèlerins d'Algérie ou tels que ceux que fournit le service sanitaire italien aux compagnies qui en font la demande. On constatera sans doute alors que la présence à bord d'un médecin commissionné n'est nullement incompatible avec l'autorité que doit très justement conserver le capitaine, et les compagnies de navigation trouveront un grand intérêt à profiter de l'importante décision, toute nouvelle, introduite dans la convention par la conférence de Paris : « Les autorités sanitaires des États auxquels il conviendrait de s'entendre sur ce point pourront dispenser de la visite médicale et d'autres mesures les navires indemnes qui auraient à bord un médecin spécialement commissionné par leur pays (1). »

Taxes sanitaires. — Ici, pas plus qu'ailleurs, la question d'argent

---

(1) Art. 29.

ne serait un obstacle si le produit des taxes sanitaires était, comme il devait l'être, employé pour des dépenses sanitaires. A la conférence de Paris 1894, j'avais présenté un projet de résolution dans ce sens. « Il s'agit, disais-je à l'appui de ce projet, d'un principe général : appliquer intégralement aux dépenses du service sanitaire les recettes créées en vue de cette affectation spéciale ». Sur cette observation, la résolution avait été votée à l'unanimité (1). Mais la place que cette disposition occupe dans le texte de la convention de 1894 put faire croire qu'elle ne concernait que les recettes effectuées par le conseil sanitaire de Constantinople. Elle a été reproduite dans la convention de 1903 au titre IV : *Surveillance et exécution*, non pas dans la seconde partie : *Conseil supérieur de santé de Constantinople*, mais dans la quatrième : *Dispositions diverses*. C'est l'article 178. Souhaitons que son observation s'impose à tous les pays contractants. En France, de 1873 à 1902, en trente années, le produit des taxes sanitaires dans nos ports s'est élevé à 36 millions et demi (2), dont 16 millions et demi (3) ont servi à couvrir les dépenses, ordinaires et extraordinaires, du service sanitaire maritime, le bénéfice net réalisé par le Trésor étant donc de plus de vingt millions (4).

Office international de santé. — Au point où nous en sommes, la conférence de Paris de 1903 nous est apparue comme animée de l'esprit le plus libéral, comme très décidée à réduire au minimum les entraves, à n'interrompre les libres mouvements des hommes ou la rapidité si nécessaire des transactions commerciales qu'autant que cette gêne momentanée est impérieusement commandée par la sauvegarde de la santé publique. Mais rien jusqu'ici d'essentiel ne distingue cette conférence de celles qui l'ont précédée. Elle a cependant son originalité. L'on peut se demander si elle ne sera pas le point de départ d'une ère nouvelle dans l'histoire de l'hygiène publique, car elle a fait une tentative, dont l'avenir dira le succès, pour internationaliser l'hygiène publique, pour sortir des limites étroites de la défense contre deux ou trois maladies importées de

---

(1) Conférence de Paris, séance du 17 mars 1894, *procès-verbaux*, p. 473.
(2) 36,496,525 fr. 04.
(3) 16,467,879 fr. 93.
(4) 20,033,647 fr. 11.

l'Extrême-Orient, pour unir les nations dans un effort commun contre toutes les maladies infectieuses.

Depuis quelque temps déjà l'on projetait la création d'une commission permanente chargée de surveiller l'exécution des règlements édictés par les conventions internationales contre le choléra et contre la peste. M. Brouardel a affirmé devant l'Académie de médecine que le vœu en a été émis à la conférence de Venise, en 1897, par M. Proust. Ce désir s'est donc exprimé alors dans des conversations privées, car les procès-verbaux de cette conférence n'en font aucune mention. Ce qui est certain, c'est que dans les travaux préparatoires de la conférence de Paris, au cours des entretiens qui eurent lieu entre les représentants du ministère des affaires étrangères et ceux du ministère de l'intérieur, M. Proust proposa l'institution de cette commission permanente. Cette proposition fit dès lors partie intégrante du programme français. La tâche de la commission à créer restait bien limitée à la lutte contre le choléra et contre la peste; mais c'était une tâche pratique; il s'agissait donc de tout autre chose que de la commission qui, trente ans auparavant, avait été, sans effet d'ailleurs, proposée à la conférence de Vienne, et qui devait avoir un caractère exclusivement scientifique.

Il était permis de se demander si l'on ne pouvait pas faire mieux encore, si les préoccupations hygiéniques qui s'imposent depuis quelques années à tous les peuples civilisés n'avaient pas pris assez de force pour que le moment fût venu d'établir entre eux un accord en vue d'une action commune. De plus en plus on internationalise les moyens de communication entre les hommes; par là se multiplient les occasions de contagion. Une des conséquences du mouvement qui mêle ainsi les peuples ne devrait-elle pas être d'internationaliser aussi la défense contre les maladies contagieuses?

Le congrès international d'hygiène de Bruxelles s'offrit à point pour permettre de tâter l'opinion à cet égard. J'avais l'honneur d'y représenter le gouvernement français. Je profitai de la séance d'inauguration pour lancer l'idée et réclamer l'institution d'un bureau international d'hygiène publique (1). L'idée parut être favo-

---

(1) Voici le passage de mon discours au congrès de Bruxelles qui a trait au bureau international :

« Il est un autre accord que j'appelle de tous mes vœux et qui, j'en ai la conviction, sera l'œuvre de l'avenir. Une entente s'est établie entre les nations civilisées pour s'op-

rablement accueillie; les administrateurs sanitaires étrangers avec lesquels je me trouvai alors en rapport y donnèrent une adhésion chaleureuse. M. le président du Conseil, auquel, à mon retour, j'avais rendu compte de cette tentative, non seulement l'approuva, mais écrivit au ministre des affaires étrangères pour le prier d'y donner une suite effective. J'emprunte à sa lettre le passage suivant:

La proposition de constituer un bureau international d'hygiène publique a mon complet assentiment.

Outre que le gouvernement de la République ne peut qu'être sympathique à ce qui tend à un rapprochement pratique et permanent entre les peuples, c'est une tradition chez lui de prendre l'initiative de ce rapprochement dans les questions sanitaires. C'est lui qui, en 1851, provoqua la première conférence internationale contre les maladies exotiques. Il me paraît désirable qu'il provoque aujourd'hui la création d'un organe international officiel pour la lutte contre les maladies autochtones évitables. Toutes les nations ont intérêt à ce que cet organe existe; il n'est sans doute aucun terrain où la solidarité qui lie entre eux tous les hommes soit plus indiscutable qu'en matière sanitaire.

Je vous serai reconnaissant, monsieur le ministre et cher collègue, de vouloir bien étudier la question et rechercher les moyens d'aboutir à une convention analogue à celles en vertu desquelles furent institués d'autres bureaux internationaux, tels que celui des postes qui a son siège à Berne ou celui des poids et mesures qui a son siège à Paris.

Peut-être la conférence qui va se réunir sous peu de jours pourrait-elle faciliter la conclusion de cet accord. Jusqu'ici les maladies exotiques, dites pestilentielles, ont été envisagées indépendamment des maladies autochtones; mais les deux questions se touchent par plus d'un point. Les mesures de salubrité, qui sont la meilleure défense contre les premières, sont également les meilleures armes contre les secondes. Les précautions à prendre contre les provenances d'un pays ou d'une ville que contamine une maladie exotique devraient être différentes suivant que ce pays ou cette ville est, ou n'est pas, assaini. Il n'en est pourtant pas ainsi et ces précautions restent les mêmes, aucune nation n'ayant qualité pour dire à une autre que l'assainissement de cette dernière ne lui présente pas des garanties telles qu'elles puissent atténuer en sa faveur lar igueur des prescriptions sanitaires. Il en serait autrement s'il existait quelque part une autorité internationale, se renseignant et renseignant tous les pays sur la condition

---

poser à l'invasion des maladies exotiques, et les plus sceptiques sont contraints de rendre hommage aux résultats qu'elle a donnés. Pourquoi n'envisagerait-on pas, pourquoi ne préparerait-on pas une entente contre les maladies autochtones évitables, lesquelles, si l'on considère une période un peu longue, font bien autrement de ravages que la fièvre jaune, la peste ou le choléra? Pourquoi n'existerait-il pas un bureau officiel international d'hygiène publique, auquel toutes les nations apporteraient et emprunteraient des informations utiles, des éléments de progrès sanitaire? En ce cinquantenaire des congrès d'hygiène, il est permis de rêver ce rêve et d'entrevoir une alliance internationale pour la lutte contre les maladies et la mort qui devraient être, qui seront un jour, nos seuls ennemis. »

sanitaire de chacun d'eux. L'existence d'une telle autorité serait, à elle seule, un puissant stimulant pour l'assainissement général de toutes les contrées.

M. Delcassé partagea le sentiment de M. Combes, et lorsque, le 10 octobre, s'ouvrit la conférence de Paris, M. Barrère, président de la délégation française, exposant les vues du gouvernement de la République sur les questions soumises à l'assemblée, dit qu'une des occupations les plus importantes de cette assemblée serait de réaliser cet office sanitaire qui avait été proposé à Bruxelles, de créer une « union de santé incarnée dans une autorité internationale fortement constituée ». En le faisant, ajouta M. Barrère, la conférence « aura mérité la reconnaissance universelle ». Dans la même séance, M. le Dr Santoliquido parla au nom de l'Italie, laquelle avait pris l'initiative de la convocation de la conférence. L'Italie n'approuva pas moins péremptoirement que la France « la création d'un bureau international d'hygiène pour la défense commune des États contre l'importation réciproque des maladies infectieuses autochtones... Le seul fait de l'existence de ce bureau, disait le directeur général de la santé publique à Rome, exciterait tous les pays à perfectionner leur organisation sanitaire, condition essentielle d'une bonne prophylaxie».

Les délégués de plusieurs nations s'associèrent aux vues de la France et de l'Italie. Le premier délégué de la Russie, M. Platon de Waxel, « salue avec une sympathie toute particulière l'idée d'un bureau international (1) ». M. le Dr Cortezo, au nom de l'Espagne : « Si cette conférence aboutit à la création d'un bureau international, le monde civilisé lui en sera reconnaissant » (2). M. Ghika est autorisé par le gouvernement roumain à adhérer à la création de ce bureau (3). Le gouvernement hellénique en accepte l'idée « avec enthousiasme » (4). Le premier délégué de la Belgique, M. Beco, certain que la conférence se ralliera « unanimement au principe de solidarité sanitaire dont ce bureau serait l'expression », déclare que, réserve faite de l'autonomie des États, « la conférence, fidèle au but

---

(1) 2e séance plénière. *Procès-verbal.* p. 2.
(2) Commission des voies et moyens. Sixième séance. *Procès-verbal*, p. 21.
(3) *Ibid.*, p. 22.
(4) *Ibid.*, p. 24.

humanitaire pour lequel elle est réunie, doit acclamer l'idée qui lui est proposée » (1).

L'étude en fut renvoyée à la commission des voies et moyens. Le 30 octobre, dans la cinquième séance de cette commission, qu'il présidait, M. Barrère exposa quels devaient être suivant lui les attributions et le fonctionnement de ce qu'il a appelé l'*Office international de santé*. « Nous estimons, dit-il, que cet office aura pour mission de recueillir les renseignements épidémiques et de recevoir des gouvernements des États participants, par l'internédiaire de leurs autorités supérieures d'hygiène, toutes les informations relatives aux questions de sa compétence. Cet office aura encore à indiquer les lacunes des règlements édictés par les conventions et dont l'expérience démontrerait les défauts, et à apporter ainsi de l'harmonie et de l'ensemble dans leur application. L'Office consignera périodiquement les résultats de son activité dans des rapports officiels qui seront publiés et communiqués par lui aux divers gouvernements. Telle est notre conception générale des attributions de l'office proposé. D'aucuns estimeront peut-être qu'elles sont modestes. Je pense au contraire que, même dans ces proportions, l'institution est destinée à rendre à la santé publique les plus considérables services. » L'exposé de M. Barrère se terminait par un projet de résolution en cinq articles. Aux termes de ce projet, l'Office devait avoir un caractère international autonome et être indépendant de l'autorité territoriale du lieu où il serait appelé à siéger. M. Santoliquido insista avec force sur la nécessité de cette indépendance dans la séance du 3 novembre, et aussi sur cette considération que l'Office ne pouvait avoir « aucun pouvoir impératif » : ce devait être un « bureau de renseignement, d'utilité et de progrès sanitaires ». Il termina en proposant que l'office à instituer eût son siège à Paris : « Je crois, dit-il, que la commission estimera comme moi qu'il conviendra de donner au gouvernement français, qui a pris l'initiative de cette grande œuvre, une preuve de haute confiance internationale et de déférence en décidant que c'est à Paris que devra siéger l'Office sanitaire. » La Russie appuya la proposition de l'Italie : « Le caractère international, dit M. Platon de Waxel, dont la délégation française pense revêtir

---

(1) 2e séance plénière. *Procès-verbal*, 13.

l'office en question n'empêche pas qu'il soit fort désirable que son siège soit établi dans un des grands centres européens, à Paris notamment, comme vient de le proposer M. Santoliquido. Il n'y aura sans doute qu'une voix pour applaudir à ce choix, commandé non seulement par des considérations de courtoisie, mais bien plus encore par le fait qu'il n'y a pas de ville à la fois plus universelle que Paris, ce qui facilitera sensiblement la tâche qui incombera à la nouvelle institution. Dans les limites de la proposition du premier délégué de la France, nous sommes autorisés dès à présent à agréer la création de l'office international de santé ayant siège à Paris. » Le projet de résolution présenté par M. Barrère et la proposition de l'Italie, appuyée par la Russie, de fixer à Paris le siège de l'office international furent adoptés par la commission des voies et moyens dans sa séance du 3 novembre. Un des délégués italiens, M. le marquis Paulucci di Calboli, rapporteur général de la commission, présenta son rapport à la conférence, en séance plénière. le 16 novembre. Dans un langage élevé, il montra l'utilité humanitaire « d'un office central, d'un bureau sanitaire international, véritable observatoire de la marche des maladies infectieuses ». Les conclusions de son rapport, favorables à l'institution de cet office et à la fixation de son siège à Paris, furent adoptées (4).

N'est-il pas vrai de dire que la conférence de Paris a inauguré une ère nouvelle et ouvert une large porte sur l'avenir?

Dans une telle affaire, l'accord eût dû, comme M. Beco en avait exprimé l'espoir, être unanime. Il ne l'a pas été. Dans le procès-verbal de signature, des réserves ont été formulées par. l'Autriche. l'Angleterre et l'Allemagne. Il semble impossible que ces réserves ne soient pas dues à des malentendus qu'une étude réfléchie dissipera.

Je ne m'arrêterai pas aux réserves de l'Autriche : celle-ci en effet se déclare prête à accepter la création du bureau international, si cette création est acceptée par toutes les autres puissances. Il est donc vraisemblable que sa décision restera subordonnée à celle que prendra l'Allemagne.

L'Angleterre s'est contentée de dire qu'elle ne voyait pas l'uti-

---

(4) Cinquième séance plénière, *Procès-verbal*, p. 11.

lité de créer cet organe permanent. Il semble cependant que nul pays ne doive profiter davantage du bureau international que celui qui a le premier et avec le plus de succès poursuivi l'œuvre de son assainissement. Si, dans certaines contrées, où l'hygiène publique est encore embryonnaire, les autorités sanitaires sont appelées à trouver dans l'office international un précieux point d'appui pour obtenir de leurs concitoyens les moyens de réaliser des progrès, les pays qui se sont assainis trouveront dans cet Office, qui aura constaté cet assainissement, une force pour empêcher qu'on impose à à leurs provenances des gênes inutiles. Comment l'Angleterre n'arriverait-elle pas à voir et l'intérêt général que présente cette institution et les avantages particuliers qu'elle doit en retirer ?

L'Allemagne a objecté qu'en cas d'apparition d'une maladie épidémique, s'adresser à l'office international serait une perte de temps. Mais il n'a jamais été question de subordonner l'action intérieure d'un pays à une consultation de l'office international. L'objection ne porte donc pas. L'Allemagne a encore paru craindre que cet office international ne portât ombrage au bureau international de la tuberculose. M. Brouardel, qui était un des délégués chargés de soutenir à Paris les propositions françaises, et qui préside à Berlin ce bureau de la tuberculose, tiendra certainement à honneur de faire comprendre aux Allemands qu'il n'y a aucune assimilation à faire entre ce bureau, œuvre privée, ne s'occupant que d'une seule maladie dont nulle part la déclaration n'est obligatoire, qui échappe donc presque entièrement à l'action des autorités sanitaires, et le bureau international officiel, inter gouvernemental, d'hygiène publique générale, que la conférence a décidé d'établir.

Quoiqu'il en soit, cet office sera créé. Des vingt-quatre nations représentées à la conférence, vingt ont signé la convention (1). Trois seulement ont fait des réserves sur l'office international de santé. Il y en a donc dix-sept qui paraissent disposées à prêter dès à présent la main à la création de cet office et à bénéficier des services qu'il est appelé à rendre. C'est la France qui est chargée de soumettre à l'approbation des États contractants un règlement pour l'installation et le fonctionnement de cette institution.

---

(1) Celles qui n'ont pas signé sont: la République Argentine, le Danemark, la Suède et Norvège, la Turquie.

L'ensemble de ses travaux fait grand honneur à la conférence de 1903, et le choix de Paris comme siège de l'office international de santé fait grand honneur à la France. « Notre conférence, a dit dans la séance de clôture son vice-président, M. Santoliquido, jalonnera d'une pierre milliaire nouvelle la voie glorieuse du progrès sanitaire international, puisque c'est à elle que l'édifice social élevé par nos devanciers devra son couronnement... Nous avons rendu définitive et permanente l'affirmation du principe de la solidarité civile entre nations, principe dont se sont constamment inspirées nos réunions et qui en a été la raison fondamentale ». Et dans cette même séance, le président, M. Barrère, a résumé l'impression de tous en ces termes, qui résumeront aussi le présent travail : « Cette convention est le dernier rempart de la défense contre les maux dont nous cherchons à préserver le monde ; c'est la charte sanitaire internationale par excellence ».

ANNEXES

CONVENTION DU 3 DÉCEMBRE 1903 (1).

TITRE I. — DISPOSITIONS GÉNÉRALES.

CHAPITRE I. — PRESCRIPTIONS A OBSERVER PAR LES PAYS SIGNATAIRES DE LA CONVENTION DÈS QUE LA PESTE OU LE CHOLÉRA APPARAÎT SUR LEUR TERRITOIRE.

SECTION I. — *Notification et communications ultérieures aux autres pays.*

ARTICLE PREMIER. — Chaque Gouvernement doit notifier immédiatement aux autres Gouvernements la première apparition sur son territoire de cas avérés de peste ou de choléra.

ART. 2. — Cette notification est accompagnée ou très promptement suivie de renseignements circonstanciés sur :

1° l'endroit où la maladie est apparue ;

2° la date de son apparition, son origine et sa forme ;

3° le nombre des cas constatés et celui des décès ;

4° pour la peste : l'existence, parmi les rats ou les souris, de la peste ou d'une mortalité insolite ;

5° les mesures immédiatement prises à la suite de cette première apparition.

ART. 3. — La notification et les renseignements prévus aux articles 1 et 2 sont adressés aux agences diplomatiques ou consulaires dans la capitale du pays contaminé.

---

(1) Les puissances dont les plénipotentiaires ont signé la convention sont par ordre alphabétique : l'Allemagne, l'Autriche-Hongrie, la Belgique, le Brésil, l'Égypte, l'Espagne, les États-Unis d'Amérique, la France, la Grande-Bretagne, la Grèce, l'Italie, le Luxembourg, le Monténégro, les Pays-Bas, la Perse, le Portugal, la Roumanie, la Russie, la Serbie, la Suisse.

Les plénipotentiaires de la France étaient : M. Camille BARRÈRE, ambassadeur de la République française près S. M. le roi d'Italie, — M. Georges LOUIS, directeur des consulats et des affaires commerciales, — M. le professeur BROUARDEL, président du Comité consultatif d'hygiène publique de France, — M. Henri MONOD, directeur de l'assistance et de l'hygiène publiques, — M. le Dr Émile ROUX, sous-directeur de l'Institut Pasteur, — M. Jacques DE CAZOTTE, sous-directeur des affaires consulaires.

Pour les pays qui n'y sont pas représentés, ils sont transmis directement par télégraphe aux Gouvernements de ces pays.

Art. 4. — La notification et les renseignements prévus aux articles 1 et 2 sont suivis de communications ultérieures données d'une façon régulière, de manière à tenir les Gouvernements au courant de la marche de l'épidémie.

Ces communications, qui se font au moins une fois par semaine et qui sont aussi complètes que possible, indiquent plus particulièrement les précautions prises en vue de combattre l'extension de la maladie.

Elles doivent préciser: 1° les mesures prophylactiques appliquées relativement à l'inspection sanitaire ou à la visite médicale, à l'isolement et à la désinfection ; 2° les mesures exécutées au départ des navires pour empêcher l'exportation du mal et spécialement, dans le cas prévu par le 4° de l'article 2 ci-dessus, les mesures prises contre les rats.

Art. 5. — Le prompt et sincère accomplissement des prescriptions qui précèdent est d'une importance primordiale.

Les notifications n'ont de valeur réelle que si chaque Gouvernement est prévenu lui-même, à temps, des cas de peste, de choléra et des cas douteux survenus sur son territoire. On ne saurait donc trop recommander aux divers Gouvernements de rendre obligatoire la déclaration des cas de peste et des cas de choléra, et de se tenir renseignés sur toute mortalité insolite des rats et souris, notamment dans les ports.

Art. 6. — Il est entendu que les pays voisins se réservent de faire des arrangements spéciaux en vue d'organiser un service d'informations directes entre les chefs des administrations des frontières.

Section II. — *Conditions qui permettent de considérer une circonscription territoriale comme contaminée ou redevenue saine.*

Art. 7. — La notification d'un premier cas de peste ou de choléra n'entraîne pas, contre la circonscription territoriale où il s'est produit, l'application des mesures prévues au chapitre II ci-après.

Mais, lorsque plusieurs cas de peste non importés se sont manifestés ou que les cas de choléra forment foyer, la circonscription est déclarée contaminée.

Art. 8. — Pour restreindre les mesures aux seules régions atteintes, les Gouvernements ne doivent les appliquer qu'aux provenances des circonscriptions contaminées.

On entend par le mot *circonscription* une partie de territoire bien déterminée dans les renseignements qui accompagnent ou suivent la notification, ainsi : une province, un « gouvernement », un district, un département, un canton, une île, une commune, une ville, un quartier de ville, un village, un port, un polder, une agglomération, etc., quelles que soient l'étendue et la population de ces portions de territoire.

Mais cette restriction limitée à la circonscription contaminée ne doit être acceptée qu'à la condition formelle que le Gouvernement du pays contaminé prenne les mesures nécessaires : 1° pour prévenir, à moins de désinfection préalable, l'exportation des objets visés aux 1° et 2° de l'article 12, provenant de la circonscription contaminée et 2° pour combattre l'extension de l'épidémie.

Quand une circonscription est contaminée, aucune mesure restrictive n'est prise contre les provenances de cette circonscription, si ces provenances l'ont quittée cinq jours au moins avant le début de l'épidémie.

Art. 9. — Pour qu'une circonscription ne soit plus considérée comme contaminée il faut la constatation officielle :

1° qu'il n'y a eu ni décès ni cas nouveau de peste ou de choléra depuis cinq jours soit après l'isolement (1), soit après la mort ou la guérison du dernier pesteux ou cholérique ;

2° que toutes les mesures de désinfection ont été appliquées, et, s'il s'agit de cas de peste, que les mesures contre les rats ont été exécutées.

CHAPITRE II. — MESURES DE DÉFENSE PAR LES AUTRES PAYS CONTRE LES TERRITOIRES DÉCLARÉS CONTAMINÉS.

SECTION I. — *Publication des mesures prescrites.*

Art. 10. — Le Gouvernement de chaque pays est tenu de publier immédiatement les mesures qu'il croit devoir prescrire au sujet des provenances d'un pays ou d'une circonscription territoriale contaminés.

Il communique aussitôt cette publication à l'agent diplomatique ou consulaire du pays contaminé, résidant dans sa capitale, ainsi qu'aux Conseils sanitaires internationaux.

Il est également tenu de faire connaître, par les mêmes voies, le retrait de ces mesures ou les modifications dont elles seraient l'objet.

A défaut d'agence diplomatique ou consulaire dans la capitale, les communications sont faites directement au Gouvernement du pays intéressé.

SECTION II. — *Marchandises. — Désinfection. — Importation et transit. — Bagages.*

Art. 11. — Il n'existe pas de marchandises qui soient par elles-mêmes capables de transmettre la peste ou le choléra. Elles ne deviennent dangereuses qu'au cas où elles ont été souillées par des produits pesteux ou cholériques.

Art. 12. — La désinfection ne peut être appliquée qu'aux marchandises et objets que l'autorité sanitaire locale considère comme contaminés.

Toutefois, les marchandises ou objets énumérés ci-après peuvent être soumis à la désinfection ou *même prohibés à l'entrée*, indépendamment de toute constatation qu'ils seraient ou non contaminés :

1° Les linges de corps, hardes et vêtements portés (effets à usage), les literies ayant servi.

Lorsque ces objets sont transportés comme bagages ou à la suite d'un changement de domicile (effets d'installation), ils ne peuvent être prohibés et sont soumis au régime de l'article 19.

Les paquets laissés par les soldats et les matelots, et renvoyés dans leur patrie après décès, sont assimilés aux objets compris dans le premier alinéa du 1°.

---

(1) Le mot « isolement » signifie : isolement du malade, des personnes qui lui donnent des soins d'une façon permanente et interdiction des visites de toute autre personne.

2° Les chiffons et drilles, à l'exception, quant au choléra, des chiffons comprimés qui sont transportés comme marchandises en gros par ballots cerclés.

Ne peuvent être interdits les déchets neufs provenant directement d'ateliers de filature, de tissage, de confection ou de blanchiment; les laines artificielles (Kunstwolle, Shoddy) et les rognures de papier neuf.

Art. 13. — Il n'y a pas lieu d'interdire le transit des marchandises et objets spécifiés aux 1° et 2° de l'article qui précède, s'ils sont emballés de telle sorte qu'ils ne puissent être manipulés en route.

De même, lorsque les marchandises ou objets sont transportés de telle façon qu'en cours de route ils n'aient pu être en contact avec les objets souillés, leur transit à travers une circonscription territoriale contaminée ne doit pas être un obstacle à leur entrée dans le pays de destination.

Art. 14. — Les marchandises et objets spécifiés aux 1° et 2° de l'article 12 ne tombent pas sous l'application des mesures de prohibition à l'entrée, s'il est démontré à l'autorité du pays de destination qu'ils ont été expédiés cinq jours au moins avant le début de l'épidémie.

Art. 15. — Le mode et l'endroit de la désinfection, ainsi que les procédés à employer pour assurer la destruction des rats, sont fixés par l'autorité du pays de destination. Ces opérations doivent être faites de manière à ne détériorer les objets que le moins possible.

Il appartient à chaque État de régler la question relative au paiement éventuel de dommages-intérêts résultant de la désinfection ou de la destruction des rats.

Si, à l'occasion des mesures prises pour assurer la destruction des rats à bord des navires, des taxes sont perçues par l'autorité sanitaire, soit directement, soit par l'intermédiaire d'une société ou d'un particulier, le taux de ces taxes doit être fixé par un tarif publié d'avance et établi de façon à ce qu'il ne puisse résulter de l'ensemble de son application une source de bénéfice pour l'État ou pour l'Administration sanitaire.

Art. 16. — Les lettres et correspondances, imprimés, livres, journaux, papiers d'affaires, etc. (non compris les colis postaux), ne sont soumis à aucune restriction ni désinfection.

Art. 17. — Les marchandises, arrivant par terre ou par mer, ne peuvent être retenues aux frontières ou dans les ports.

Les seules mesures qu'il soit permis de prescrire à leur égard sont spécifiées dans l'article 12 ci-dessus.

Toutefois, si des marchandises, arrivant par mer en vrac ou dans des emballages défectueux, ont été, pendant la traversée, contaminées par des rats reconnus pesteux et si elles ne peuvent être désinfectées, la destruction des germes peut être assurée par leur mise en dépôt pendant une durée maxima de deux semaines.

Il est entendu que l'application de cette dernière mesure ne doit entraîner aucun délai pour le navire ni des frais extraordinaires résultant du défaut d'entrepôts dans les ports.

Art. 18. — Lorsque des marchandises ont été désinfectées, par application des prescriptions de l'article 12, ou mises en dépôt temporaire, en vertu du 3° alinéa de l'article 17, le propriétaire ou son représentant a le droit de réclamer, de l'autorité sanitaire qui a ordonné la désinfection ou le dépôt, un certificat indiquant les mesures prises.

Art. 19. — *Bagages*. — La désinfection du linge sale, des hardes, vêtements et objets qui font partie de bagages ou de mobiliers (effets d'installation) provenant d'une circonscription territoriale déclarée contaminée, n'est effectuée que dans les cas où l'autorité sanitaire les considère comme contaminés.

SECTION III. — Mesures dans les ports et aux frontières de mer.

Art. 20. — *Classification des navires*. — Est considéré comme *infecté* le navire qui a la peste ou le choléra à bord ou qui a présenté un ou plusieurs cas de peste ou de choléra depuis sept jours.

Est considéré comme *suspect* le navire à bord duquel il y a eu des cas de peste ou de choléra au moment du départ ou pendant la traversée, mais aucun cas nouveau depuis sept jours.

Est considéré comme *indemne*, bien que venant d'un port contaminé, le navire qui n'a eu ni décès ni cas de peste ou de choléra à bord, soit avant le départ, soit pendant la traversée, soit au moment de l'arrivée.

Art. 21. — Les navires *infectés de peste* sont soumis au régime suivant :

1° visite médicale ;

2° les malades sont immédiatement débarqués et isolés ;

3° les autres personnes doivent être également débarquées si possible, et soumises à dater de l'arrivée, soit à une observation (1) qui ne dépassera pas cinq jours et pourra être suivie ou non d'une surveillance (2) de cinq jours au plus, soit simplement à une surveillance qui ne pourra excéder dix jours.

Il appartient à l'autorité sanitaire du port d'appliquer celle de ces mesures qui lui paraît préférable selon la date du dernier cas, l'état du navire et les possibilités locales ;

4° le linge sale, les effets à usage et les objets de l'équipage (3) et des passagers qui, de l'avis de l'autorité sanitaire, sont considérés comme contaminés seront désinfectés ;

5° les parties du navire qui ont été habitées par des pesteux ou, qui de l'avis de l'autorité sanitaire, sont considérées comme contaminées, doivent être désinfectées ;

6° la destruction des rats du navire doit être effectuée avant ou après le déchargement de la cargaison, le plus rapidement possible et, en tout cas, dans un délai maximum de quarante-huit heures, en évitant de détériorer les marchandises, les tôles et les machines.

Pour les navires sur lest, cette opération doit se faire le plus tôt possible avant le chargement.

---

(1) Le mot « observation » signifie : isolement des voyageurs soit à bord d'un navire, soit dans une station sanitaire, avant qu'ils n'obtiennent la libre pratique.

(2) Le mot « surveillance » signifie que les voyageurs ne sont pas isolés, qu'ils obtiennent tout de suite la libre pratique, mais sont signalés à l'autorité dans les diverses localités où ils se rendent et soumis à un examen médical constatant leur état de santé.

(3) Le mot « équipage » s'applique aux personnes qui font ou ont fait partie de l'équipage ou du personnel de service du bord, y compris les maîtres d'hôtel, garçons d'hôtel, garçons, cafedji, etc. C'est dans ce sens qu'il faut comprendre ce mot chaque fois qu'il est employé dans la présente convention.

ART. 22. — Les navires *suspects de peste* sont soumis aux mesures qui sont indiquées sous les nᵒˢ 1, 4 et 5 de l'article 21.

En outre l'équipage et les passagers peuvent être soumis à une surveillance qui ne dépassera pas cinq jours à dater de l'arrivée du navire. On peut, pendant le même temps, empêcher le débarquement de l'équipage, sauf pour raisons de service.

Il est recommandé de détruire les rats du navire. Cette destruction est effectuée, avant ou après le déchargement de la cargaison, le plus rapidement possible et, en tout cas, dans un délai maximum de quarante-huit heures, en évitant de détériorer les marchandises, les tôles et les machines.

Pour les navires sur lest, cette opération se fera, s'il y a lieu, le plus tôt possible et, en tout cas, avant le chargement.

ART. 23. — Les navires *indemnes de peste* sont admis à la libre pratique immédiate, quelle que soit la nature de leur patente.

Le seul régime que peut prescrire à leur sujet l'autorité du port d'arrivée consiste dans les mesures suivantes :

1° visite médicale ;

2° désinfection du linge sale, des effets à usage et des autres objets de l'équipage et des passagers, mais seulement dans les cas exceptionnels, lorsque l'autorité sanitaire a des raisons spéciales de croire à leur contamination ;

3° sans que la mesure puisse être érigée en règle générale, l'autorité sanitaire peut soumettre les navires venant d'un port contaminé à une opération destinée à détruire les rats à bord, avant ou après le déchargement de la cargaison. Cette opération doit être faite aussitôt que possible et, en tout cas, ne doit pas durer plus de vingt-quatre heures en évitant de détériorer les marchandises, les tôles et les machines et d'entraver la circulation des passagers et de l'équipage entre le navire et la terre ferme. Pour les navires sur lest, il sera procédé, s'il y a lieu, à cette opération le plus tôt possible et en tout cas avant le chargement.

Lorsqu'un navire venant d'un port contaminé a été soumis à la destruction des rats, celle-ci ne peut être renouvelée que si le navire a fait relâche dans un port contaminé en s'y amarrant à quai, ou si la présence de rats morts ou malades est constatée à bord.

L'équipage et les passagers peuvent être soumis à une surveillance qui ne dépassera pas cinq jours à compter de la date où le navire est parti du port contaminé. On peut également, pendant le même temps, empêcher le débarquement de l'équipage, sauf pour raisons de service.

L'autorité compétente du port d'arrivée peut toujours réclamer sous serment un certificat du médecin du bord, ou, à son défaut, du capitaine, attestant qu'il n'y a pas eu de cas de peste sur le navire depuis le départ et qu'une mortalité insolite des rats n'a pas été constatée.

ART. 24. — Lorsque, sur un navire *indemne*, des rats ont été reconnus pesteux après examen bactériologique, ou bien que l'on constate parmi ces rongeurs une mortalité insolite, il y a lieu de faire application des mesures suivantes :

I. Navires avec rats pesteux :

a) visite médicale ;

b) les rats doivent être détruits, avant ou après le déchargement de la cargaison, le plus rapidement possible et, en tout cas, dans un délai maximum de quarante-huit heures, en évitant de détériorer les marchandises, les tôles et les machines. Les navires sur lest subissent cette opération le plus tôt possible et, en tout cas, avant le chargement ;

c) les parties du navire et les objets que l'autorité sanitaire locale juge être contaminés sont désinfectés ;

d) les passagers et l'équipage peuvent être soumis à une surveillance dont la durée ne doit pas dépasser cinq jours comptés à partir de la date d'arrivée, sauf des cas exceptionnels où l'autorité sanitaire peut prolonger la surveillance jusqu'à un maximum de dix jours.

II. Navires où est constatée une mortalité insolite des rats :

a) visite médicale ;

b) l'examen des rats au point de vue de la peste sera fait autant et aussi vite que possible ;

c) si la destruction des rats est jugée nécessaire, elle aura lieu dans les conditions indiquées ci-dessus relativement aux navires avec rats pesteux ;

d) jusqu'à ce que tout soupçon soit écarté, les passagers et l'équipage peuvent être soumis à une surveillance dont la durée ne dépassera pas cinq jours comptés à partir de la date d'arrivée, sauf dans des cas exceptionnels où l'autorité sanitaire peut prolonger la surveillance jusqu'à un maximum de dix jours.

Art. 25. — L'autorité sanitaire du port délivre au capitaine, à l'armateur ou à son agent, toutes les fois que la demande en est faite, un certificat constatant que les mesures de destruction des rats ont été effectuées et indiquant les raisons pour lesquelles ces mesures ont été appliquées.

Art. 26. — Les navires *infectés* de choléra sont soumis au régime suivant :

1° visite médicale ;

2° les malades sont immédiatement débarqués et isolés ;

3° les autres personnes doivent être également débarquées, si possible, et soumises à dater de l'arrivée du navire à une observation ou à une surveillance dont la durée variera, selon l'état sanitaire du navire et selon la date du dernier cas, sans pouvoir dépasser cinq jours ;

4° le linge sale, les effets à usage et les objets de l'équipage et des passagers qui, de l'avis de l'autorité sanitaire du port, sont considérés comme contaminés, sont désinfectés ;

5° les parties du navire qui ont été habitées par les malades atteints de choléra ou qui sont considérées par l'autorité sanitaire comme contaminées, sont désinfectées ;

6° l'eau de la cale est évacuée après désinfection.

L'autorité sanitaire peut ordonner la substitution d'une bonne eau potable à celle qui est emmagasinée à bord.

Il peut être interdit de laisser s'écouler ou de jeter dans les eaux du port les déjections humaines, à moins de désinfection préalable.

Art. 27. — Les navires *suspects de choléra* sont soumis aux mesures qui sont prescrites sous les numéros 1°, 4°, 5° et 6° de l'article 26.

L'équipage et les passagers peuvent être soumis à une surveillance qui ne doit pas dépasser cinq jours à dater de l'arrivée du navire. Il est recommandé d'empêcher, pendant le même temps, le débarquement de l'équipage, sauf pour raisons de service.

Art. 28. — Les navires *indemnes de choléra* sont admis à la libre pratique immédiate, quelle que soit la nature de leur patente.

Le seul régime que puisse prescrire à leur sujet l'autorité du port d'arrivée consiste dans les mesures prévues aux n°ˢ 1, 4 et 6 de l'article 26.

L'équipage et les passagers peuvent être soumis, au point de vue de leur état de santé, à une surveillance qui ne doit pas dépasser cinq jours à compter de la date où le navire est parti du port contaminé.

Il est recommandé d'empêcher, pendant le même temps, le débarquement de l'équipage, sauf pour raisons de service.

L'autorité compétente du port d'arrivée peut toujours réclamer sous serment un certificat du médecin du bord ou, à son défaut, du capitaine, attestant qu'il n'y a pas eu de cas de choléra sur le navire depuis le départ.

Art. 29. — L'autorité compétente tiendra compte, pour l'application des mesures indiquées dans les articles 21 à 28, de la présence d'un médecin et d'appareils de désinfection (étuves) à bord des navires des trois catégories susmentionnées.

En ce qui concerne la peste, elle aura égard également à l'installation à bord d'appareils de destruction des rats.

Les autorités sanitaires des États auxquels il conviendrait de s'entendre sur ce point pourront dispenser de la visite médicale et d'autres mesures les navires indemnes qui auraient à bord un médecin spécialement commissionné par leur pays.

Art. 30. — Des mesures spéciales peuvent être prescrites à l'égard des navires encombrés, notamment des navires d'émigrants ou de tout autre navire offrant de mauvaises conditions d'hygiène.

Art. 31. — Tout navire qui ne veut pas se soumettre aux obligations imposées par l'autorité du port, en vertu des stipulations de la présente convention, est libre de reprendre la mer.

Il peut être autorisé à débarquer ses marchandises après que les précautions nécessaires auront été prises, à savoir :

1° isolement du navire, de l'équipage et des passagers ;

2° en ce qui concerne la peste, demande de renseignements relatifs à l'existence d'une mortalité insolite parmi les rats ;

3° en ce qui concerne le choléra, évacuation de l'eau de cale après désinfection et substitution d'une bonne eau potable à celle qui est emmagasinée à bord.

Il peut également être autorisé à débarquer des passagers qui en font la demande, à la condition que ceux-ci se soumettent aux mesures prescrites par l'autorité locale.

Art. 32. — Les navires d'une provenance contaminée qui ont été désinfectés et ont été l'objet de mesures sanitaires appliquées d'une façon suffisante, ne subiront pas une seconde fois ces mesures à leur arrivée dans un port nouveau, à la condition qu'il ne se soit produit aucun cas depuis que la désinfection a été pratiquée, et qu'ils n'aient pas fait escale dans un port contaminé.

Quand un navire débarque seulement des passagers et leurs bagages ou la malle postale, sans avoir été en communication avec la terre ferme, il n'est pas considéré comme ayant touché le port.

Art. 33. — Les passagers arrivés par un navire infecté ont la faculté de réclamer de l'autorité sanitaire du port un certificat indiquant la date de leur arrivée et les mesures auxquelles ils ont été soumis, ainsi que leurs bagages.

Art. 34. — Les bateaux de cabotage feront l'objet d'un régime spécial à établir d'un commun accord entre les pays intéressés.

Art. 35. — Sans préjudice du droit qu'ont les Gouvernements de se mettre d'accord pour organiser des stations sanitaires communes, chaque pays doit pourvoir au moins un des ports du littoral de chacune de ses mers d'une organisation et d'un outillage suffisants pour recevoir un navire, quel que soit son état sanitaire.

Lorsqu'un navire indemne, venant d'un port contaminé, arrive dans un grand port de navigation maritime, il est recommandé de ne pas le renvoyer à un autre port en vue de l'exécution des mesures sanitaires prescrites.

Dans chaque pays, les ports ouverts aux provenances de ports contaminés de peste ou de choléra doivent être outillés de telle façon que les navires indemnes puissent y subir, dès leur arrivée, les mesures prescrites, et ne soient pas envoyés, à cet effet, dans un autre port.

Les Gouvernements feront connaître les ports qui sont ouverts chez eux aux provenances de ports contaminés de peste ou de choléra.

Art. 36. — Il est recommandé que, dans les grands ports de navigation maritime, il soit établi :

a) un service médical régulier du port et une surveillance permanente de l'état sanitaire des équipages et de la population du port ;

b) des locaux appropriés à l'isolement des malades et à l'observation des personnes suspectes ;

c) les installations nécessaires à une désinfection efficace et des laboratoires bactériologiques ;

d) un service d'eau potable non suspecte à l'usage du port et l'application d'un système présentant toute la sécurité possible pour l'enlèvement des déchets et ordures.

Section IV. — *Mesures aux frontières de terre. — Voyageurs. — Chemins de fer.*
— Zones forestières. — Voies fluviales.

Art. 37. — Il ne doit plus être établi de quarantaines terrestres.

Seules, les personnes présentant des symptômes de peste ou de choléra peuvent être retenues aux frontières.

Ce principe n'exclut pas le droit, pour chaque État, de fermer au besoin une partie de ses frontières.

Art. 38. — Il importe que les voyageurs soient soumis, au point de vue de leur état de santé, à une surveillance de la part du personnel des chemins de fer.

Art. 39. — L'intervention médicale se borne à une visite des voyageurs et aux soins à donner aux malades. Si cette visite se fait, elle est combinée, autant que possible, avec la visite douanière, de manière que les voyageurs soient retenus le moins longtemps possible. Les personnes visiblement indisposées sont seules soumises à un examen médical approfondi.

Art. 40. — Dès que les voyageurs venant d'un endroit contaminé seront arrivés à destination, il serait de la plus haute utilité de les soumettre à une surveillance qui ne devrait pas dépasser dix ou cinq jours à compter de la date du départ, suivant qu'il s'agit respectivement de peste ou de choléra.

Art. 41. — Les Gouvernements se réservent le droit de prendre des mesures particulières à l'égard de certaines catégories de personnes, notamment des bohémiens et des vagabonds, des émigrants et des personnes voyageant ou passant la frontière par troupes.

Art. 42. — Les voitures affectées au transport des voyageurs, de la poste et des bagages ne peuvent être retenues aux frontières.

S'il arrive qu'une de ces voitures soit contaminée ou ait été occupée par un malade atteint de peste ou de choléra, elle sera détachée du train pour être désinfectée le plus tôt possible.

Il en sera de même pour les wagons à marchandises.

Art. 43. — Les mesures concernant le passage aux frontières du personnel des chemins de fer et de la poste sont du ressort des administrations intéressées. Elles sont combinées de façon à ne pas entraver le service.

Art. 44. — Le règlement du trafic-frontière et des questions inhérentes à ce trafic, ainsi que l'adoption des mesures exceptionnelles de surveillance, doivent être laissés à des arrangements spéciaux entre les États limitrophes.

Art. 45. — Il appartient aux Gouvernements des États riverains de régler, par des arrangements spéciaux, le régime sanitaire des voies fluviales.

Titre II. — Dispositions spéciales aux pays situés hors d'Europe

Chapitre I. — Provenances par mer.

Section I. — *Mesures dans les ports contaminés au départ des navires.*

Art. 46. — L'autorité compétente est tenue de prendre des mesures efficaces pour empêcher l'embarquement des personnes présentant des symptômes de peste ou de choléra.

Toute personne prenant passage à bord d'un navire doit être, au moment de l'embarquement, examinée individuellement, de jour, à terre, pendant le temps nécessaire, par un médecin délégué de l'autorité publique. L'autorité consulaire dont relève le navire peut assister à cette visite.

Par dérogation à cette stipulation, à Alexandrie et à Port-Saïd, la visite médicale peut avoir lieu à bord, quand l'autorité sanitaire locale le juge utile, sous la réserve que les passagers de 3e classe ne seront plus ensuite autorisés à quitter le bord. Cette visite médicale peut être faite de nuit pour les passagers de 1re et de 2e classes, mais non pour les passagers de 3e classe.

Art. 47. — L'autorité compétente est tenue de prendre des mesures efficaces

1° pour empêcher l'exportation de marchandises ou d'objets quelconques qu'elle considérerait comme contaminés et qui n'auraient pas été préalablement désinfectés à terre sous la surveillance du médecin délégué de l'autorité publique ;

2° en cas de peste, pour empêcher l'embarquement des rats ;

3° en cas de choléra, pour veiller à ce que l'eau potable embarquée soit saine.

Section II. — Mesures à l'égard des navires ordinaires venant des ports du Nord contaminés
et se présentant à l'entrée du canal de Suez ou dans les ports égyptiens.

Art. 48. — Les navires ordinaires indemnes venant d'un port contaminé de peste ou de choléra, d'Europe ou du bassin de la Méditerranée, et se présentant pour passer le canal de Suez, obtiennent le passage en quarantaine. Ils continuent leur trajet en observation de cinq jours.

Art. 49. — Les navires ordinaires indemnes, qui veulent aborder en Égypte, peuvent s'arrêter à Alexandrie ou à Port-Saïd, où les passagers achèveront le temps de l'observation de cinq jours, soit à bord, soit dans une station sanitaire, selon la décision de l'autorité sanitaire locale.

Art. 50. — Les mesures auxquelles seront soumis les navires infectés et suspects, venant d'un port contaminé de peste ou de choléra, d'Europe ou des rives de la Méditerranée, et désirant aborder dans un des ports d'Égypte ou passer le canal de Suez, seront déterminées par le Conseil sanitaire d'Égypte, conformément aux stipulations de la présente Convention.

Les règlements contenant ces mesures devront, pour devenir exécutoires, être acceptés par les diverses Puissances représentées au Conseil ; ils fixeront le régime imposé aux navires, aux passagers et aux marchandises et devront être présentés dans le plus bref délai possible.

Section III. — Mesures dans la Mer Rouge.

A. — Mesures à l'égard des navires venant du Sud, se présentant dans les ports de la Mer Rouge ou allant vers la Méditerranée.

Art. 51. — Indépendamment des dispositions générales qui font l'objet de la section III du chapitre 2 du titre I, concernant la classification et le régime des navires infectés, suspects ou indemnes, les prescriptions spéciales contenues dans les articles ci-après, sont applicables aux navires ordinaires venant du Sud et entrant dans la Mer Rouge.

Art. 52. — Les navires *indemnes* devront avoir complété ou auront à compléter, en observation, cinq jours pleins à partir du moment de leur départ du dernier port contaminé.

Ils auront la faculté de passer le canal de Suez en quarantaine et entreront dans la Méditerranée en continuant l'observation susdite de cinq jours. Les navires ayant un médecin et une étuve ne subiront pas la désinfection avant le transit en quarantaine.

Art. 53. — Les navires *suspects* sont traités d'une façon différente suivant qu'ils ont ou qu'ils n'ont pas à bord un médecin et un appareil de désinfection (étuve).

a) Les navires, ayant à bord un médecin et un appareil de désinfection (étuve), remplissant les conditions voulues, sont admis à passer le canal de Suez en quarantaine dans les conditions du règlement pour le transit.

b) Les autres navires suspects, n'ayant ni médecin ni appareil de désinfection (étuve), sont, avant d'être admis à transiter en quarantaine, retenus à Suez ou aux Sources de Moïse pendant le temps nécessaire pour exécuter les mesures de désinfection prescrites et s'assurer de l'état sanitaire du navire.

S'il s'agit de navires postaux ou de paquebots spécialement affectés au transport des voyageurs, sans appareil de désinfection (étuve), mais ayant un médecin à bord, si l'autorité locale a l'assurance, par une constatation officielle, que les mesures d'assainissement et de désinfection ont été convenablement pratiquées, soit au point de départ, soit pendant la traversée, le passage en quarantaine est accordé.

S'il s'agit de navires postaux ou de paquebots spécialement affectés au transport des voyageurs, sans appareil de désinfection (étuve), mais ayant un médecin à bord, si le dernier cas de peste ou de choléra remonte à plus de sept jours et si l'état sanitaire du navire est satisfaisant, la libre pratique peut être donnée à Suez, lorsque les opérations règlementaires sont terminées.

Lorsqu'un bateau a un trajet indemne de moins de sept jours, les passagers à destination d'Égypte sont débarqués dans un établissement désigné par le Conseil d'Alexandrie et isolés pendant le temps nécessaire pour compléter l'observation de cinq jours. Leur linge sale et leurs effets à usage sont désinfectés. Ils reçoivent alors la libre pratique.

Les bateaux ayant un trajet indemne de moins de sept jours et demandant à obtenir la libre pratique en Égypte sont retenus dans un établissement désigné par le Conseil d'Alexandrie le temps nécessaire pour compléter l'observation de cinq jours ; ils subissent les mesures règlementaires concernant les navires suspects.

Lorsque la peste ou le choléra s'est montré exclusivement dans l'équipage, la désinfection ne porte que sur le linge sale de celui-ci, mais sur tout ce linge sale, et s'étend également aux postes d'habitation de l'équipage.

Art. 54. — Les navires infectés se divisent en navires avec médecin et appareil de désinfection (étuve) et navires sans médecin et appareil de désinfection (étuve).

a) Les navires sans médecin et sans appareil de désinfection (étuve) sont arrêtés aux Sources de Moïse (1) ; les personnes présentant des symptômes de peste ou de choléra sont débarquées et isolées dans un hôpital. La désinfection est pratiquée d'une façon complète. Les autres passagers sont débarqués et isolés par groupes composés de personnes aussi peu nombreuses que possible, de manière que l'ensemble ne soit pas solidaire d'un groupe particulier si la peste ou le choléra venait à se développer. Le linge sale, les objets à usage, les vêtements de l'équipage et des passagers sont désinfectés ainsi que le navire.

Il est bien entendu qu'il ne s'agit pas du déchargement des marchandises, mais seulement de la désinfection de la partie du navire qui a été infectée.

Les passagers resteront pendant cinq jours dans un établissement désigné par le Conseil sanitaire maritime et quarantenaire d'Égypte. Lorsque les cas de peste ou de choléra remonteront à plusieurs jours, la durée de l'isolement sera diminuée. Cette durée variera avec l'époque de la guérison, de la mort ou de l'isolement du dernier malade. Ainsi lorsque le dernier cas de peste ou de choléra se sera terminé depuis six jours par la guérison ou la mort, ou que le dernier malade aura été isolé depuis six jours, l'observation durera un jour ; s'il ne s'est écoulé qu'un laps de cinq jours, l'observation sera de deux jours ; s'il ne s'est écoulé qu'un laps de quatre jours, l'observation sera de trois jours ; s'il ne s'est écoulé qu'un laps de trois jours, l'observation sera de quatre jours ; s'il ne s'est écoulé qu'un laps de deux jours ou d'un jour, l'observation sera de cinq jours.

b) Les navires avec médecin et appareil de désinfection (étuve) sont arrêtés aux Sources de Moïse. Le médecin du bord doit déclarer, sous serment, quelles sont les personnes à bord présentant des symptômes de peste ou de choléra. Ces malades sont débarqués et isolés.

Après le débarquement de ces malades, le linge sale du reste des passagers, que l'autorité sanitaire considérera comme dangereux, et de l'équipage subira la désinfection à bord.

Lorsque la peste ou le choléra se sera montré exclusivement dans l'équipage, la désinfection du linge ne portera que sur le linge sale de l'équipage et le linge des postes de l'équipage.

Le médecin du bord doit indiquer aussi, sous serment, la partie ou le compartiment du navire et la section de l'hôpital dans lesquels le ou les malades ont été transportés. Il doit déclarer également, sous serment, quelles sont les personnes qui ont été en rapport avec le pestiféré ou le cholérique depuis la première manifestation de la maladie, soit par des contacts directs, soit par des contacts avec des objets qui pourraient être contaminés. Ces seules personnes seront considérées comme suspectes.

La partie ou le compartiment du navire et la section de l'hôpital dans lesquels le ou les malades auront été transportés, seront complètement désinfectés. On entend par « partie du navire » la cabine du malade, les cabines attenantes, le couloir de ces cabines, le pont, les parties du pont sur lesquelles le ou les malades auraient séjourné.

S'il est impossible de désinfecter la partie ou le compartiment du navire qui a été occupé par les personnes atteintes de peste ou de choléra, sans débarquer les personnes déclarées suspectes, ces personnes seront ou placées sur

---

(1) Les malades sont autant que possible débarqués aux Sources de Moïse ; les autres personnes peuvent subir l'observation dans une station sanitaire désignée par le Conseil sanitaire maritime et quarantenaire d'Égypte (lazaret des pilotes).

un autre navire spécialement affecté à cet usage, ou débarquées et logées dans l'établissement sanitaire, sans contact avec les malades, lesquels doivent être placés dans l'hôpital.

La durée de ce séjour sur le navire ou à terre pour la désinfection sera aussi courte que possible et n'excédera pas vingt-quatre heures.

Les suspects subiront, soit sur le bâtiment, soit sur le navire affecté à cet usage, une observation dont la durée variera suivant les cas et dans les termes prévues au 3e alinéa du paragraphe a).

Le temps pris par les opérations réglementaires est compris dans la durée de l'observation.

Le passage en quarantaine peut être accordé avant l'expiration des délais indiqués ci-dessus, si l'autorité sanitaire le juge possible. Il sera, en tout cas, accordé lorsque la désinfection aura été accomplie, si le navire abandonne, outre ses malades, les personnes indiquées ci-dessus comme « suspectes ».

Une étuve placée sur un ponton peut venir accoster le navire pour rendre plus rapides les opérations de désinfection.

Les navires infectés demandant à obtenir la libre pratique en Égypte sont retenus aux Sources de Moïse cinq jours ; ils subissent, en outre, les mêmes mesures que celles adoptées pour les navires infectés arrivant en Europe.

B. Mesures à l'égard des navires ordinaires venant des ports contaminés du Hedjaz, en temps de pèlerinage.

Art. 55. — A l'époque du pèlerinage de la Mecque, si la peste ou le choléra sévit au Hedjaz, les navires provenant du Hedjaz ou de toute autre partie de la côte arabique de la Mer Rouge, sans y avoir embarqué des pèlerins ou masses analogues et qui n'ont pas eu à bord, durant la traversée, d'accident suspect, sont placés dans la catégorie des navires ordinaires suspects. Ils sont soumis aux mesures préventives et au traitement imposés à ces navires.

S'ils sont à destination de l'Égypte, ils subissent, dans un établissement sanitaire désigné par le Conseil sanitaire maritime et quarantenaire, une observation de cinq jours, à compter de la date du départ, pour le choléra comme pour la peste. Ils sont soumis en outre à toutes les mesures prescrites pour les bateaux suspects (désinfection, etc.) et ne sont admis à la libre pratique qu'après visite médicale favorable.

Il est entendu que si les navires, durant la traversée, ont eu des accidents suspects, l'observation sera subie aux Sources de Moïse et sera de cinq jours, qu'il s'agisse de peste ou de choléra.

Section IV. — *Organisation de la surveillance et de la désinfection à Suez et aux Sources de Moïse.*

Art. 56. — La visite médicale prévue par les règlements est faite pour chaque navire arrivant à Suez par un ou plusieurs médecins de la station ; elle est faite de jour pour les provenance des ports contaminés de peste ou de choléra. Elle peut avoir lieu même de nuit sur ces navires qui se présentent pour transiter le canal s'ils sont éclairés à la lumière électrique et toutes les fois que l'autorité sanitaire locale a l'assurance que les conditions d'éclairage sont suffisantes.

Art. 57. — Les médecins de la station de Suez sont au nombre de sept au moins, un médecin en chef, six titulaires. Ils doivent être pourvus d'un diplôme régulier et choisis de préférence parmi les médecins ayant fait des études spéciales pratiques d'épidémiologie et de bactériologie. Ils sont nommés par le Ministre de l'Intérieur, sur la présentation du Conseil sanitaire maritime et quarantenaire d'Egypte. Ils reçoivent un traitement qui, de huit mille francs, peut s'élever progressivement à douze mille francs pour les six médecins et de et de douze mille à quinze mille francs pour le médecin en chef.

Si le service médical était encore insuffisant, on aurait recours aux médecins de la marine des différents États : ces médecins seraient placés sous l'autorité du médecin en chef de la station sanitaire.

Art. 58. — Un corps de gardes sanitaires est chargé d'assurer la surveillance et l'exécution des mesures de prophylaxie appliquées dans le canal de Suez, à l'établissement des Sources de Moïse et à Tor.

Art. 59. — Ce corps comprend dix gardes.

Il est recruté parmi les anciens sous-officiers des armées européennes et égyptiennes.

Les gardes sont nommés, après que leur compétence a été constatée par le Conseil, dans les formes prévues par l'article 14 du décret khédivial du 19 juin 1893.

Art. 60. — Les gardes sont divisés en deux classes :

la 1re classe comprend quatre gardes ;

la 2e — — six gardes.

Art. 61. — La solde annuelle allouée aux gardes est pour :

la 1re classe, de 160 l. ég. à 200 l. ég. ;

la 2e classe, de 120 l. ég. à 168 l. ég. ;

avec augmentation progressive jusqu'à ce que le maximum soit atteint.

Art. 62. — Les gardes sont investis du caractère d'agents de la force publique, avec droit de réquisition en cas d'infraction aux règlements sanitaires.

Ils sont placés sous les ordres immédiats du directeur de l'office de Suez ou de Tor.

Ils doivent être initiés à toutes les pratiques et à toutes les opérations de désinfection usitées, et connaître la manipulation des substances et instruments employés à cet effet.

Art. 63. — La station de désinfection et d'isolement des Sources de Moïse est placée sous l'autorité du médecin en chef de Suez.

Si des malades y sont débarqués, deux des médecins de Suez y seront internés, l'un pour soigner les pesteux et les cholériques, l'autre pour soigner les personnes non atteintes de peste ou de choléra.

Dans le cas où il y aurait à la fois des pesteux, des cholériques et d'autres malades, le nombre des médecins internés sera porté à trois : un pour les pesteux, un pour les cholériques et le troisième pour les autres malades.

Art. 64. — La station de désinfection et d'isolement des Sources de Moïse doit comprendre :

1° trois étuves à désinfection au moins, dont une placée sur un ponton, et l'outillage nécessaire pour la destruction des rats;

2° deux hôpitaux d'isolement, chacun de douze lits, l'un pour les pesteux et les suspects de peste, l'autre pour les personnes atteintes ou suspectes de choléra. Ces hôpitaux doivent être disposés de façon à ce que, dans chacun d'eux, les malades, les suspects, les hommes et les femmes soient isolés les uns des autres ;

3° des baraquements, des tentes-hôpital et des tentes ordinaires pour les personnes débarquées ;

4° des baignoires et des douches-lavage en nombre suffisant ;

5° les bâtiments nécessaires pour les services communs, le personnel médical, les gardes, etc. ; un magasin, une buanderie ;

6° un réservoir d'eau ;

7° les divers bâtiments doivent être disposés de telle façon qu'il n'y ait pas de contact possible entre les malades, les objets infectés ou suspects et les autres personnes.

Art. 65. — Un mécanicien est spécialement chargé de l'entretien des étuves placées aux Sources de Moïse.

Section V. — *Passage en quarantaine du canal de Suez.*

Art. 66. — L'autorité sanitaire de Suez accorde le passage en quarantaine. Le Conseil en est immédiatement informé.

Dans les cas douteux, la décision est prise par le Conseil.

Art. 67. — Dès que l'autorisation prévue à l'article précédent est accordée, un télégramme est expédié à l'autorité désignée par chaque Puissance. L'expédition du télégramme est faite aux frais du navire.

Art. 68. — Chaque Puissance édictera des dispositions pénales contre les bâtiments qui, abandonnant le parcours indiqué par le capitaine, aborderaient indûment un des ports du territoire de cette Puissance. Seront exceptés les cas de force majeure et de relâche forcée.

Art. 69. — Lors de l'arraisonnement, le capitaine est tenu de déclarer s'il a à son bord des équipes de chauffeurs indigènes ou de serviteurs à gages quelconques, non inscrits sur le rôle d'équipage ou le registre à cet usage.

Les questions suivantes sont notamment posées aux capitaines de tous les navires se présentant à Suez, venant du Sud. Ils y répondent sous serment :

« Avez-vous des auxiliaires : chauffeurs ou autres gens de service, non inscrits sur le rôle de l'équipage ou sur le registre spécial ? Quelle est leur nationalité ? Où les avez-vous embarqués ? »

Les médecins sanitaires doivent s'assurer de la présence de ces auxiliaires et, s'ils constatent qu'il y a des manquants parmi eux, chercher avec soin les causes de l'absence.

Art. 70. — Un officier sanitaire et deux gardes sanitaires montent à bord. Ils doivent accompagner le navire jusqu'à Port-Saïd. Ils ont pour mission d'empêcher les communications et de veiller à l'exécution des mesures prescrites pendant la traversée du canal.

Art. 71. — Tout embarquement ou débarquement et tout transbordement de passagers ou de marchandises sont interdits pendant le parcours du canal de Suez à Port-Saïd.

Toutefois, les voyageurs peuvent s'embarquer à Port-Saïd en quarantaine.

Art. 72. — Les navires transitant en quarantaine doivent effectuer le parcours de Suez à Port-Saïd sans garage.

En cas d'échouage ou de garage indispensable, les opérations nécessaires sont effectuées par le personnel du bord, en évitant toute communication avec le personnel de la Compagnie du canal de Suez.

Art. 73. — Les transports de troupes par bateaux suspects ou infectés transitant en quarantaine sont tenus de traverser le canal seulement de jour. S'ils doivent séjourner de nuit dans le canal, ils prennent leur mouillage au lac Timsah ou dans le grand lac.

Art. 74. — Le stationnement des navires transitant en quarantaine est interdit dans le port de Port-Saïd, sauf dans les cas prévus aux articles 71, alinéa 2, et 75.

Les opérations de ravitaillement doivent être pratiquées avec les moyens du bord.

Les chargeurs ou toutes autres personnes, qui seraient montés à bord, sont isolés sur le ponton quarantenaire. Leurs vêtements y subissent la désinfection réglementaire.

Art. 75. — Lorsqu'il est indispensable, pour les navires transitant en quarantaine de prendre du charbon à Port-Saïd, ces navires doivent exécuter cette opération dans un endroit offrant les garanties nécessaires d'isolement et de surveillance sanitaire, qui sera indiqué par le Conseil sanitaire. Pour les navires à bord desquels une surveillance efficace de cette opération est possible et où tout contact avec les gens du bord peut être évité, le charbonnage par les ouvriers du port est autorisé. La nuit, le lieu de l'opération doit être éclairé à la lumière électrique.

Art. 76. — Les pilotes, les électriciens, les agents de la Compagnie et les gardes sanitaires sont déposés à Port-Saïd, hors du port, entre les jetées, et de là conduits directement au ponton de quarantaine, où leurs vêtements subissent la désinfection lorsqu'elle est jugée nécessaire.

Art. 77. — Les navires de guerre ci-après déterminés bénéficient, pour le passage du canal de Suez, des dispositions suivantes :

Ils seront reconnus indemnes par l'autorité quarantenaire sur la production d'un certificat émanant des médecins du bord, contresigné par le commandant et affirmant sous serment :

a) qu'il n'y a eu à bord, soit au moment du départ, soit pendant la traversée, aucun cas de peste ou de choléra ;

b) qu'une visite minutieuse de toutes les personnes existant à bord, sans exception, a été passée moins de douze heures avant l'arrivée dans le port égyptien et qu'elle n'a révélé aucun cas de ces maladies.

Ces navires sont exempts de la visite médicale et reçoivent immédiatement libre pratique, à la condition qu'ils aient complété, à partir de leur départ du dernier port contaminé, une période de cinq jours pleins.

Ceux de ces navires qui n'ont pas complété la période exigée, peuvent transiter le canal en quarantaine sans subir la visite médicale, pourvu qu'ils produisent le susdit certificat à l'autorité quarantenaire.

L'autorité quarantenaire a néanmoins le droit de faire pratiquer, par ses agents, la visite médicale à bord des navires de guerre toutes les fois qu'elle le juge nécessaire.

Les navires de guerre, suspects ou infectés, seront soumis aux règlements en vigueur.

Ne sont considérées comme navires de guerre que les unités de combat. Les bateaux-transports, les navires-hôpitaux entrent dans la catégorie des navires ordinaires.

Art. 78. — Le Conseil maritime et quarantenaire d'Égypte est autorisé à organiser le transit du territoire égyptien, par voie ferrée, des malles postales et des passagers ordinaires venant de pays contaminés dans des trains quarantenaires, sous les conditions déterminées dans l'annexe n° 1.

Section VI. — *Régime sanitaire applicable au Golfe Persique.*

Art. 79. — Les navires, avant de pénétrer dans le Golfe Persique, sont arraisonnés à l'établissement sanitaire de l'île d'Ormuz. Ils sont, d'après l'état sanitaire du bord et d'après leur provenance, soumis au régime prévu par la section III du chapitre II, du titre I.

Toutefois, les navires qui doivent remonter le Chat-el-Arab seront autorisés, si la durée de l'observation n'est pas terminée, à continuer leur route, à la condition de passer le Golfe Persique et le Chat-el-Arab en quarantaine. Un gardien-chef et deux gardes sanitaires pris à Ormuz surveilleront le bateau jusqu'à Bassorah, où une seconde visite médicale sera pratiquée et où se feront les désinfections nécessaires.

En attendant que la station sanitaire d'Ormuz soit organisée, ce seront des gardes sanitaires pris dans le poste provisoire établi en vertu de l'article 82 ci-après, alinéa 2, qui accompagneront les navires passant en quarantaine jusque dans le Chat-el-Arab, dans l'établissement placé aux environs de Bassorah.

Les bateaux qui doivent toucher aux ports de la Perse pour y débarquer des passagers ou des marchandises pourront faire ces opérations à Bender-Bouchir.

Il est bien entendu qu'un navire qui reste indemne à l'expiration des cinq jours à compter de la date à laquelle il a quitté le dernier port contaminé de peste ou de choléra, recevra la libre pratique dans les ports du Golfe après constatation, à l'arrivée, de son état indemne.

Art. 80. — Les articles 20 à 28 de la présente Convention sont applicables, en ce qui concerne la classification des navires ainsi que le régime à leur faire subir dans le Golfe Persique, sous les trois réserves suivantes :

1° la surveillance des passagers et de l'équipage sera toujours remplacée par une observation de même durée ;

2° les navires indemnes ne pourront y recevoir la libre pratique qu'à la condition d'avoir complété cinq jours pleins à partir du moment de leur départ du dernier port contaminé ;

3° en ce qui concerne les navires suspects le délai de cinq jours pour l'observation de l'équipage et des passagers comptera à partir du moment où il n'existe plus de cas de peste ou de choléra à bord.

Section VII. — *Établissements sanitaires du Golfe Persique.*

Art. 81. — Des établissements sanitaires doivent être construits sous la direction du Conseil de santé de Constantinople et à ses frais, l'un à l'île d'Ormuz, l'autre aux environs de Bassorah, dans un lieu à déterminer.

Il y aura à la station sanitaire de l'île d'Ormuz deux médecins au moins, des agents sanitaires, des gardes sanitaires et tout un outillage de désinfection et de destruction des rats. Un petit hôpital sera construit.

A la station des environs de Bassorah seront construits un grand lazaret comportant un service médical composé de plusieurs médecins et des installations pour la désinfection des marchandises.

Art. 82. — Le Conseil supérieur de santé de Constantinople, qui a sous sa dépendance l'établissement sanitaire de Bassorah, exercera le même pouvoir en ce qui concerne celui d'Ormuz.

En attendant que l'établissement sanitaire d'Ormuz soit construit, un poste sanitaire y sera établi par les soins du Conseil supérieur de santé de Constantinople.

Chapitre II. — Provenances par terre.

Section I. — *Règles générales.*

Art. 83. — Les mesures prises sur la voie de terre contre les provenances des régions contaminées de peste ou de choléra doivent être conformes aux principes sanitaires formulés par la présente Convention.

Les pratiques modernes de la désinfection doivent être substituées aux quarantaines de terre. Dans ce but, des étuves et d'autres outillages de désinfection seront disposés dans des points bien choisis sur les routes suivies par les voyageurs.

Les mêmes moyens seront employés sur les lignes de chemins de fer créées ou à créer.

Les marchandises seront désinfectées suivant les principes de la présente Convention.

Art. 84. — Chaque Gouvernement est libre de fermer au besoin une partie de ses frontières aux passagers et aux marchandises, dans les endroits où l'organisation d'un contrôle sanitaire rencontre des difficultés.

Section II. — *Frontières terrestres turques.*

Art. 85. — Le Conseil supérieur de santé de Constantinople devra organiser sans délai les établissements sanitaires de Hanikin et de Kisil Dizié, près de Bayazid, sur les frontières turco-persane et turco-russe.

Titre III. — Dispositions spéciales aux pèlerinages.

Chapitre I. — Prescriptions générales.

Art. 86. — Les dispositions des articles 46 et 47 du titre II sont applicables aux personnes et objets devant être embarqués à bord d'un navire à pèlerins partant d'un port de l'Océan Indien et de l'Océanie, alors même que le port ne serait pas contaminé de peste ou de choléra.

Art. 87. — Lorsqu'il existe des cas de peste ou de choléra dans le port, l'embarquement ne se fait à bord des navires à pèlerins qu'après que les personnes réunies en groupes ont été soumises à une observation permettant de s'assurer qu'aucune d'elles n'est atteinte de la peste ou du choléra.

Il est entendu que, pour exécuter cette mesure, chaque Gouvernement peut tenir compte des circonstances et possibilités locales.

Art. 88. — Les pèlerins sont tenus, si les circonstances locales le permettent, de justifier des moyens strictement nécessaires pour accomplir le pèlerinage, spécialement du billet d'aller et retour.

Art. 89. — Les navires à vapeur sont seuls admis à faire le transport des pèlerins au long cours. Ce transport est interdit aux autres bateaux.

Art. 90. — Les navires à pèlerins faisant le cabotage destinés aux transports de courte durée dits « voyages au cabotage » sont soumis aux prescriptions contenues dans le règlement spécial applicable au pèlerinage du Hedjaz qui sera publié par le Conseil de santé de Constantinople, conformément aux principes édictés dans la présente Convention.

Art. 91. — N'est pas considéré comme navire à pèlerins celui qui, outre ses passagers ordinaires, parmi lesquels peuvent être compris les pèlerins des classes supérieures, embarque des pèlerins de la dernière classe, en proportion moindre d'un pèlerin par cent tonneaux de jauge brute.

Art. 92. — Tout navire à pèlerins, à l'entrée de la Mer Rouge et du Golfe Persique, doit se conformer aux prescriptions contenues dans le Règlement spécial applicable au pèlerinage du Hedjaz qui sera publié par le Conseil de santé de Constantinople, conformément aux principes édictés dans la présente Convention.

Art. 93. — Le capitaine est tenu de payer la totalité des taxes sanitaires exigibles des pèlerins. Elles doivent être comprises dans le prix du billet.

Art. 94. — Autant que faire se peut, les pèlerins qui débarquent ou embarquent dans les stations sanitaires ne doivent avoir entre eux aucun contact sur les points de débarquement.

Les navires, après avoir débarqué leurs pèlerins, doivent changer de mouillage pour opérer le rembarquement.

Les pèlerins débarqués doivent être répartis au campement en groupes aussi peu nombreux que possible.

Il est nécessaire de leur fournir une bonne eau potable, soit qu'on la trouve sur place, soit qu'on l'obtienne par distillation.

Art. 95. — Lorsqu'il y a de la peste ou du choléra au Hedjaz, les vivres emportés par les pèlerins sont détruits si l'autorité sanitaire le juge nécessaire.

Chapitre II. — Navires a pèlerins. — Installations sanitaires.

Section I. — *Conditionnement général des navires.*

Art. 96. — Le navire doit pouvoir loger les pèlerins dans l'entrepont.

En dehors de l'équipage, le navire doit fournir à chaque individu, quel que soit son âge, une surface de 1 m. 50 carrés, c'est-à-dire 16 pieds carrés anglais, avec une hauteur d'entrepont d'environ 1 m. 80.

Pour les navires qui font le cabotage, chaque pèlerin doit disposer d'un espace d'au moins 2 mètres de largeur dans le long des plats-bords du navire.

Art. 97. — De chaque côté du navire, sur le pont, doit être réservé un endroit dérobé à la vue et pourvu d'une pompe à main, de manière à fournir de l'eau de mer pour les besoins des pèlerins. Un local de cette nature doit être exclusivement affecté aux femmes.

Art. 98. — Le navire doit être pourvu, outre les lieux d'aisances à l'usage de l'équipage, de latrines à effet d'eau ou pourvues d'un robinet dans la proportion d'au moins une latrine pour chaque centaine de personnes embarquées.

Des latrines doivent être affectées exclusivement aux femmes.

Des lieux d'aisances ne doivent pas exister dans les entreponts ni dans la cale.

Art. 99. — Le navire doit être muni de deux locaux affectés à la cuisine personnelle des pèlerins. Il est interdit aux pèlerins de faire du feu ailleurs, notamment sur le pont.

Art. 100. — Une infirmerie régulièrement installée et offrant de bonnes conditions de sécurité et de salubrité doit être réservée aux logements des malades.

Elle doit pouvoir recevoir au moins 5 p. 100 des pèlerins embarqués à raison de 3 mètres carrés par tête.

Art. 101. — Le navire doit être pourvu des moyens d'isoler les personnes présentant des symptômes de peste ou de choléra.

Art. 102. — Chaque navire doit avoir à bord les médicaments, les désinfectants et les objets nécessaires aux soins des malades. Les règlements faits pour ce genre de navire par chaque Gouvernement doivent déterminer la nature et la quantité des médicaments (1). Les soins et les remèdes sont fournis gratuitement aux pèlerins.

---

(1) Il est désirable que chaque navire soit muni des principaux agents d'immunisation (sérum antipesteux, vaccin de Haffkine, etc.).

Art. 103. — Chaque navire embarquant des pèlerins doit avoir à bord un médecin régulièrement diplômé et commissionné par le Gouvernement du pays auquel le navire appartient ou par le Gouvernement du port où le navire prend des pèlerins. Un second médecin doit être embarqué dès que le nombre des pèlerins portés par le navire dépasse 1.000.

Art. 104. — Le capitaine est tenu de faire apposer à bord, dans un endroit apparent et accessible aux intéressés, des affiches rédigées dans les principales langues des pays habités par les pèlerins à embarquer et indiquant:

1° la destination du navire;

2° le prix des billets;

3° la ration journalière en eau et en vivres allouée à chaque pèlerin;

4° le tarif des vivres non compris dans la ration journalière et devant être payés à part.

Art. 105. — Les gros bagages des pèlerins sont enregistrés, numérotés et placés dans la cale. Les pèlerins ne peuvent garder avec eux que les objets strictement nécessaires. Les règlements faits pour ses navires par chaque Gouvernement en déterminent la nature, la quantité et les dimensions.

Art. 106. — Les prescriptions du chapitre I, du chapitre II (sections I, II et III), ainsi que du chapitre III du présent titre, seront affichées, sous la forme d'un règlement, dans la langue de la nationalité du navire ainsi que dans les principales langues des pays habités par les pèlerins à embarquer, en un endroit apparent et accessible, sur chaque pont et entrepont de tout navire transportant des pèlerins.

Section II. — *Mesures à prendre avant le départ.*

Art. 107. — Le capitaine ou, à défaut du capitaine, le propriétaire ou l'agent de tout navire à pèlerins est tenu de déclarer à l'autorité compétente du port de départ son intention d'embarquer des pèlerins, au moins trois jours avant le départ. Dans les ports d'escale, le capitaine ou, à défaut de capitaine, le propriétaire ou l'agent de tout navire à pèlerins est tenu de faire cette même déclaration douze heures avant le départ du navire. Cette déclaration doit indiquer le jour projeté pour le départ et la destination du navire.

Art. 108. — A la suite de la déclaration prescrite par l'article précédent, l'autorité compétente fait procéder, aux frais du capitaine, à l'inspection et au mesurage du navire. L'autorité consulaire dont relève le navire peut assister à cette inspection.

Il est procédé seulement à l'inspection, si le capitaine est déjà pourvu d'un certificat de mesurage délivré par l'autorité compétente de son pays, à moins qu'il n'y ait soupçon que le document ne réponde plus à l'état actuel du navire (1).

---

(1) L'autorité compétente est actuellement : dans les Indes anglaises un fonctionnaire (*officer*) désigné à cet effet par le Gouvernement local (*Native passenger Ships Act*, 1887, art. 7); — dans les Indes néerlandaises, le maitre du port; — en Turquie, l'autorité sanitaire; — en Autriche-Hongrie, l'autorité du port; — en Italie, le capitaine de port; — en France, en Tunisie et en Espagne, l'autorité sanitaire; — en Égypte, l'autorité sanitaire quarantenaire, etc.

Art. 109. — L'autorité compétente ne permet le départ d'un navire à pèlerins qu'après s'être assurée :

a) que le navire a été mis en état de propreté parfaite et, au besoin, désinfecté ;

b) que le navire est en état d'entreprendre le voyage sans danger, qu'il est bien équipé, bien aménagé, bien aéré, pourvu d'un nombre suffisant d'embarcations, qu'il ne contient rien à bord qui soit ou puisse devenir nuisible à la santé ou à la sécurité des passagers, que le pont est en bois ou en fer recouvert de bois ;

c) qu'il existe à bord, en sus de l'approvisionnement de l'équipage et convenablement arrimés, des vivres ainsi que du combustible, le tout de bonne qualité et en quantité suffisante pour tous les pèlerins et pour toute la durée déclarée du voyage ;

d) que l'eau potable embarquée est de bonne qualité et a une origine à l'abri de toute contamination ; qu'elle existe en quantité suffisante ; qu'à bord les réservoirs d'eau potable sont à l'abri de toute souillure et fermés de sorte que la distribution de l'eau ne puisse se faire que par les robinets ou les pompes. Les appareils de distribution dits « suçoirs » sont absolument interdits ;

e) que le navire possède un appareil distillatoire pouvant produire une quantité d'eau de 5 litres au moins, par tête et par jour, pour toute personne embarquée, y compris l'équipage ;

f) que le navire possède une étuve à désinfection dont la sécurité et l'efficacité auront été constatées par l'autorité sanitaire du port d'embarquement des pèlerins ;

g) que l'équipage comprend un médecin diplômé et commissionné (1), soit par le Gouvernement du pays auquel le navire appartient, soit par le Gouvernement du port où le navire prend des pèlerins, et que le navire possède des médicaments, le tout conformément aux articles 102 et 103 ;

h) que le pont du navire est dégagé de toutes marchandises et objets encombrants ;

i) que les dispositions du navire sont telles que les mesures prescrites par la section III ci-après peuvent être exécutées.

Art. 110. — Le capitaine ne peut partir qu'autant qu'il a en mains :

1° une liste visée par l'autorité compétente et indiquant le nom, le sexe et le nombre total des pèlerins qu'il est autorisé à embarquer ;

2° une patente de santé constatant le nom, la nationalité et le tonnage du navire, le nom du capitaine, celui du médecin, le nombre exact des personnes embarquées : équipage, pèlerins et autres passagers, la nature de la cargaison, le lieu de départ.

L'autorité compétente indique sur la patente si le chiffre réglementaire des pèlerins est atteint ou non, et, dans le cas où il ne le serait pas, le nombre complémentaire des passagers que le navire est autorisé à embarquer dans les escales subséquentes.

---

(1) Exception est faite pour les Gouvernements qui n'ont pas de médecins commissionnés.

SECTION III. — *Mesures à prendre pendant la traversée.*

ART. 111. — Le pont doit, pendant la traversée, rester dégagé des objets encombrants ; il doit être réservé jour et nuit aux personnes embarquées et mis gratuitement à leur disposition.

ART. 112. — Chaque jour, les entreponts doivent être nettoyés avec soin et frottés au sable sec, avec lequel on mélange des désinfectants, pendant que les pèlerins sont sur le pont.

ART. 113. — Les latrines destinées aux passagers, aussi bien que celles de l'équipage, doivent être tenues proprement, nettoyées et désinfectées trois fois par jour.

ART. 114 — Les excrétions et déjections des personnes présentant des symptômes de peste ou de choléra doivent être recueillies dans des vases contenant une solution désinfectante. Ces vases sont vidés dans les latrines, qui doivent être rigoureusement désinfectées après chaque projection de matières.

ART. 115. — Les objets de literie, les tapis, les vêtements qui ont été en contact avec les malades visés dans l'article précédent, doivent être immédiatement désinfectés. L'observation de cette règle est spécialement recommandée pour les vêtements des personnes qui approchent ces malades, et qui ont pu être souillés.

Ceux des objets ci-dessus qui n'ont pas de valeur doivent être, soit jetés à la mer si le navire n'est pas dans un port ni dans un canal, soit détruits par le feu. Les autres doivent être portés à l'étuve dans des sacs imperméables avec une solution désinfectante.

ART. 116. — Les locaux occupés par les malades, visés dans l'article 100, doivent être rigoureusement désinfectés.

ART. 117. — Les navires à pèlerins sont obligatoirement soumis à des opérations de désinfection conformes aux règlements en vigueur sur la matière dans le pays dont ils portent le pavillon.

ART. 118. — La quantité d'eau potable mise chaque jour gratuitement à la disposition de chaque pèlerin, quel que soit son âge, doit être d'au moins 5 litres.

ART. 119. — S'il y a doute sur la qualité de l'eau potable ou sur la possibilité de sa contamination, soit à son origine, soit au cours du trajet, l'eau doit être bouillie ou stérilisée autrement et le capitaine est tenu de la rejeter à la mer au premier port de relâche où il lui est possible de s'en procurer de meilleure.

ART. 120. — Le médecin visite les pèlerins, soigne les malades et veille à ce que, à bord, les règles de l'hygiène soient observées. Il doit notamment :

1° s'assurer que les vivres distribués aux pèlerins sont de bonne qualité, que leur quantité est conforme aux engagements pris, qu'ils sont convenablement préparés.

2° s'assurer que les prescriptions de l'article 118 relatif à la distribution de l'eau sont observées ;

3° s'il y a doute sur la qualité de l'eau potable, rappeler par écrit au capitaine les prescriptions de l'article 119 ;

4° s'assurer que le navire est maintenu en état constant de propreté, et spécialement que les latrines sont nettoyées conformément aux prescriptions de l'article 113 ;

5° s'assurer que les logements des pèlerins sont maintenus salubres, et que, en cas de maladie transmissible, la désinfection est faite conformément aux articles 116 et 117 ;

6° tenir un journal de tous les incidents sanitaires survenus au cours du voyage et présenter ce journal à l'autorité compétente du port d'arrivée.

ART. 121. — Les personnes chargées de soigner les malades atteints de peste ou de choléra peuvent seules pénétrer auprès d'eux et ne doivent avoir aucun contact avec les autres personnes embarquées.

ART. 122. — En cas de décès survenu pendant la traversée, le capitaine doit mentionner le décès en face du nom sur la liste visée par l'autorité du port de départ, et, en outre, inscrire sur son livre de bord le nom de la personne décédée, son âge, sa provenance, la cause présumée de la mort d'après le certificat du médecin et la date du décès.

En cas de décès par maladie transmissible, le cadavre, préalablement enveloppé d'un suaire imprégné d'une solution désinfectante, doit être jeté à la mer.

ART. 123. — Le capitaine doit veiller à ce que toutes les opérations prophylactiques exécutées pendant le voyage soient inscrites sur le livre de bord. Ce livre est présenté par lui à l'autorité compétente du port d'arrivée.

Dans chaque port de relâche, le capitaine doit faire viser par l'autorité compétente la liste dressée en exécution de l'article 110.

Dans le cas ou un pèlerin est débarqué en cours de voyage, le capitaine doit mentionner sur cette liste le débarquement en face du nom du pèlerin.

En cas d'embarquement, les personnes embarquées doivent être mentionnées sur cette liste conformément à l'article 110 précité et préalablement au visa nouveau que doit apposer l'autorité compétente.

ART. 124. — La patente délivrée au port de départ ne doit pas être changée au cours du voyage.

Elle est visée par l'autorité sanitaire de chaque port de relâche. Celle-ci y inscrit :

1° le nombre de passagers débarqués ou embarqués dans ce port ;

2° les incidents survenus en mer et touchant à la santé ou à la vie des personnes embarquées ;

3° l'état sanitaire du port de relâche.

SECTION IV. — *Mesures à prendre à l'arrivée des pèlerins dans la Mer Rouge.*

A. Régime sanitaire applicable aux navires à pèlerins musulmans venant d'un port contaminé et allant du sud vers le Hedjaz.

ART. 125. — Les navires à pèlerins venant du sud et se rendant au Hedjaz doivent, au préalable, faire escale à la station sanitaire de Camaran, et sont soumis au régime fixé par les articles 126 à 128.

ART. 126. — Les navires reconnus *indemnes* après visite médicale reçoivent libre pratique, lorsque les opérations suivantes sont terminées :

Les pèlerins sont débarqués ; ils prennent une douche-lavage ou un bain de mer ; leur linge sale, la partie de leurs effets à usage et de leurs bagages qui peut être suspecte, d'après l'appréciation de l'autorité sanitaire, sont désinfectés ; la durée de ces opérations, en y comprenant le débarquement et l'embarquement, ne doit pas dépasser quarante-huit heures.

Si aucun cas avéré ou suspect de peste ou de choléra n'est constaté pendant ces opérations, les pèlerins seront réembarqués immédiatement et le navire se dirigera vers le Hedjaz.

Pour la peste, les prescriptions de l'article 23 et de l'article 24 sont appliquées en ce qui concerne les rats pouvant se trouver à bord des navires.

ART. 127. — Les navires *suspects*, à bord desquels il y a eu des cas de peste ou de choléra au moment du départ, mais aucun cas nouveau de peste ou de choléra depuis sept jours, sont traités de la manière suivante :

Les pèlerins sont débarqués ; ils prennent une douche-lavage ou un bain de mer ; leur linge sale, la partie de leurs effets à usage et de leurs bagages qui peut être suspecte, d'après l'appréciation de l'autorité sanitaire, sont désinfectés.

En temps de choléra, l'eau de la cale est changée.

Les parties du navire habitées par les malades sont désinfectées. La durée de ces opérations, en y comprenant le débarquement et l'embarquement, ne doit pas dépasser quarante-huit heures.

Si aucun cas avéré ou suspect de peste ou de choléra n'est constaté pendant ces opérations, les pèlerins sont réembarqués immédiatement, et le navire est dirigé sur Djeddah, où une seconde visite médicale a lieu à bord. Si son résultat est favorable, et sur le vu de la déclaration écrite des médecins du bord certifiant, sous serment, qu'il n'y a pas eu de cas de peste ou de choléra, pendant la traversée, les pèlerins sont immédiatement débarqués.

Si, au contraire, un ou plusieurs cas avérés ou suspects de peste ou de choléra ont été constatés pendant le voyage ou au moment de l'arrivée, le navire est renvoyé à Camaran, où il subit de nouveau le régime des navires infectés.

Pour la peste, les prescriptions de l'article 22, troisième alinéa, sont appliquées en ce qui concerne les rats pouvant se trouver à bord des navires.

ART. 128. — Les *navires infectés*, c'est-à-dire ayant à bord des cas de peste ou de choléra, ou bien ayant présenté des cas de peste ou de choléra depuis sept jours, subissent le régime suivant :

Les personnes atteintes de peste ou de choléra sont débarquées et isolées à l'hôpital. Les autres passagers sont débarqués et isolés par groupes composés de personnes aussi peu nombreuses que possible, de manière que l'ensemble ne soit pas solidaire d'un groupe particulier si la peste ou le choléra venait à s'y développer

Le linge sale, les objets à usage, les vêtements de l'équipage et des passagers, sont désinfectés ainsi que le navire. La désinfection est pratiquée d'une façon complète.

Toutefois, l'autorité sanitaire locale peut décider que le déchargement des gros bagages et des marchandises n'est pas nécessaire, et qu'une partie seulement du navire doit subir la désinfection.

Les passagers restent à l'établissement de Camaran sept ou cinq jours, suivant qu'il s'agit de peste ou de choléra. Lorsque les cas de peste ou de choléra remontent à plusieurs jours, la durée de l'isolement peut être diminuée. Cette durée peut varier selon l'époque de l'apparition du dernier cas et d'après la décision de l'autorité sanitaire.

Le navire est dirigé ensuite sur Djeddah, où est faite une visite médicale individuelle et rigoureuse. Si son résultat est favorable, le navire reçoit la libre pratique. Si, au contraire, des cas avérés de peste ou de choléra se sont montrés à bord pendant le voyage ou au moment de l'arrivée, le navire est renvoyé à Camaran, où il subit de nouveau le régime des navires infectés.

Pour la peste, le régime prévu par l'article 21 est appliqué en ce qui concerne les rats pouvant se trouver à bord des navires.

1° *Station de Camaran.*

Art. 129. — La station de Camaran doit répondre aux conditions ci-après : L'île sera évacuée complètement par ses habitants.

Pour assurer la sécurité et faciliter le mouvement de la navigation dans la baie de l'île de Camaran, il doit être :

1° installé des bouées et des balises en nombre suffisant ;

2° construit un môle ou quai principal pour débarquer les passagers et les colis ;

3° disposé un appontement différent pour l'embarquement séparé des pèlerins de chaque campement ;

4° acquis des chalands en nombre suffisant, avec un remorqueur à vapeur, pour assurer le service de débarquement et d'embarquement des pèlerins.

Art. 130. — Le débarquement des pèlerins des navires infectés est opéré par les moyens du bord. Si ces moyens sont insuffisants, les personnes et les chalands, qui ont aidé au débarquement, subissent le régime des pèlerins et du navire infecté.

Art. 131. — La station sanitaire comprendra les installations et l'outillage ci-après :

1° un réseau de voies ferrées reliant les débarcadères aux locaux de l'Administration et de désinfection ainsi qu'aux locaux des divers services et aux campements ;

2° des locaux pour l'Administration et pour le personnel des services sanitaires et autres ;

3° des bâtiments pour la désinfection et le lavage des effets à usage et autres objets ;

4° des bâtiments où les pèlerins seront soumis à des bains-douches ou à des bains de mer pendant que l'on désinfectera les vêtements en usage ;

5° des hôpitaux séparés pour les deux sexes et complètement isolés :

a) pour l'observation des suspects,

b) pour les pesteux,

c) pour les cholériques,

d) pour les malades atteints d'autres affections contagieuses,

e) pour les malades ordinaires;

6° des campements séparés les uns des autres d'une manière efficace; la distance entre eux doit être la plus grande possible; les logements destinés aux pèlerins doivent être construits dans les meilleures conditions hygiéniques et ne doivent contenir que vingt-cinq personnes;

7° un cimetière bien situé et éloigné de toute habitation, sans contact avec une nappe d'eau souterraine, et drainé à 0 m. 50 au-dessous du plan des fosses;

8° des étuves à vapeur en nombre suffisant et présentant toutes les conditions de sécurité, d'efficacité et de rapidité; des appareils pour la destruction des rats;

9° des pulvérisateurs, étuves à désinfection et moyens nécessaires pour une désinfection chimique;

10° des machines à distiller l'eau; des appareils destinés à la stérilisation de l'eau par la chaleur; des machines à fabriquer la glace. Pour la distribution de l'eau potable: des canalisations et réservoirs fermés, étanches, et ne pouvant se vider que par des robinets ou des pompes;

11° un laboratoire bactériologique avec le personnel nécessaire;

12° une installation de tinettes mobiles pour recueillir les matières fécales préalablement désinfectées et l'épandage de ces matières sur une des parties de l'île les plus éloignées des campements, en tenant compte des conditions nécessaires pour le bon fonctionnement de ces champs d'épandage au point de vue de l'hygiène;

13° Les eaux sales doivent être éloignées des campements sans pouvoir stagner ni servir à l'alimentation. Les eaux vannes qui sortent des hôpitaux doivent être désinfectées.

ART. 132. — L'autorité sanitaire assure, dans chaque campement, un établissement pour les comestibles, un pour le combustible.

Le tarif des prix fixés par l'autorité compétente est affiché en plusieurs endroits du campement et dans les principales langues des pays habités par les pèlerins.

Le contrôle de la qualité des vivres et d'un approvisionnement suffisant est fait chaque jour par le médecin du campement.

L'eau est fournie gratuitement.

2° Stations d'Abou-Ali, Abou-Saad, Djeddah, Vasta et Yambo.

ART. 133. — Les stations sanitaires d'Abou-Ali, d'Abou-Saad, de Vasta, ainsi que celles de Djeddah et de Yambo doivent répondre aux conditions ci-après:

1° création à Abou-Ali de quatre hôpitaux, deux pour pesteux, hommes et femmes, deux pour cholériques, hommes et femmes;

2° création à Vasta d'un hôpital pour malades ordinaires;

3° installation à Abou-Saad et à Vasta de logements en pierre capables de contenir cinquante personnes par logement;

4° trois étuves à désinfection placées à Abou-Ali, Abou-Saad et Vasta, avec buanderies, accessoires et appareils pour la destruction des rats ;

5° établissement de douches-lavages à Abou-Saad et à Vasta ;

6° dans chacune des îles d'Abou-Saad et de Vasta, établissement de machines à distiller pouvant fournir ensemble 15 tonnes d'eau par jour ;

7° pour les matières fécales et les eaux sales, le régime sera réglé d'après les principes admis pour Camaran ;

8° un cimetière sera établi dans une des îles ;

9° les installations sanitaires à Djeddah et Yambo prévues dans l'article 150, et notamment des étuves et autres moyens de désinfection pour les pèlerins quittant le Hedjaz.

Art. 134. — Les règles prescrites pour Camaran, en ce qui concerne les vivres et l'eau, sont applicables aux campements d'Abou-Ali, d'Abou-Saad et de Vasta.

B. Régime sanitaire applicable aux navires à pèlerins musulmans venant du nord et allant vers le Hedjaz.

Art. 135. — Si la présence de la peste ou du choléra n'est pas constatée dans le port de départ ni dans ses environs, et qu'aucun cas de peste ou de choléra ne se soit produit pendant la traversée, le navire est immédiatement admis à la libre pratique.

Art. 136. — Si la présence de la peste ou du choléra est constatée dans le port de départ ou dans ses environs, ou si un cas de peste ou de choléra s'est produit pendant la traversée, le navire est soumis, à El-Tor, aux règles instituées pour les navires qui viennent du sud et qui s'arrêtent à Camaran. Les navires sont ensuite reçus en libre pratique.

Section V. — *Mesures à prendre au retour des pèlerins.*

A. Navires à pèlerins retournant vers le nord.

Art. 137. — Tout navire à destination de Suez ou d'un port de la Méditerranée, ayant à bord des pèlerins ou masses analogues, et provenant d'un port du Hedjaz ou de tout autre port de la côte arabique de la Mer Rouge, est tenu de se rendre à El-Tor pour y subir l'observation et les mesures sanitaires indiquées dans les articles 141 à 143.

Art. 138. — Les navires ramenant les pèlerins musulmans vers la Méditerranée ne traversent le canal qu'en quarantaine.

Art. 139. — Les agents des compagnies de navigation et les capitaines sont prévenus qu'après avoir fini leur observation à la station sanitaire de El-Tor, les pèlerins égyptiens seront seuls autorisés à quitter définitivement le navire pour rentrer ensuite dans leurs foyers.

Ne seront reconnus comme Égyptiens ou résidant en Égypte que les pèlerins porteurs d'une carte de résidence émanant d'une autorité égyptienne et conforme au modèle établi. Des exemplaires de cette carte seront déposés auprès des autorités consulaires et sanitaires de Djeddah et de Yambo, où les agents et capitaines de navires pourront les examiner.

Les pèlerins non égyptiens, tels que les Turcs, les Russes, les Persans, les Tunisiens, les Algériens, les Marocains, etc., ne peuvent, après avoir quitté El-Tor, être débarqués dans un port égyptien. En conséquence, les agents de navigation et les capitaines sont prévenus que le transbordement des pèlerins étrangers à l'Égypte, soit à Tor, soit à Suez, à Port-Saïd ou à Alexandrie, est interdit.

Les bateaux qui auraient à leur bord des pèlerins appartenant aux nationalités dénommées dans l'alinéa précédent suivront la condition de ces pèlerins et ne seront reçus dans aucun port égyptien de la Méditerranée.

Art. 140. — Les pèlerins égyptiens subissent, soit à El-Tor, soit à Souakim ou dans toute autre station désignée par le Conseil sanitaire d'Égypte, une observation de trois jours et une visite médicale, avant d'être admis en libre pratique.

Art. 141. — Si la présence de la peste ou du choléra est constatée au Hedjaz ou dans le port d'où provient le navire, ou l'a été au Hedjaz au cours du pèlerinage, le navire est soumis, à El-Tor, aux règles instituées à Camaran pour les navires infectés.

Les personnes atteintes de peste ou de choléra sont débarquées et isolées à l'hôpital. Les autres passagers sont débarqués et isolés par groupes composés de personnes aussi peu nombreuses que possible, de manière que l'ensemble ne soit pas solidaire d'un groupe particulier, si la peste ou le choléra venait à s'y développer.

Le linge sale, les objets à usage, les vêtements de l'équipage et des passagers, les bagages et les marchandises suspectes d'être contaminées sont débarqués pour être désinfectés. Leur désinfection et celle du navire sont pratiquées d'une façon complète.

Toutefois, l'autorité sanitaire locale peut décider que le déchargement des gros bagages et des marchandises n'est pas nécessaire, et qu'une partie seulement du navire doit subir la désinfection.

Le régime prévu par les articles 21 et 24 est appliqué en ce qui concerne les rats qui pourraient se trouver à bord.

Tous les pèlerins sont soumis, à partir du jour où ont été terminées les opérations de désinfection, à une observation de sept jours pleins, qu'il s'agisse de peste ou de choléra. Si un cas de peste ou de choléra s'est produit dans une section, la période de sept jours ne commence pour cette section qu'à partir du jour où le dernier cas a été constaté.

Art. 142. — Dans le cas prévu par l'article précédent, les pèlerins égyptiens subissent en outre une observation supplémentaire de trois jours.

Art. 143. — Si la présence de la peste ou du choléra n'est constatée ni au Hedjaz, ni au port d'où provient le navire, et ne l'a pas été au Hedjaz au cours du pèlerinage, le navire est soumis à El-Tor aux règles instituées à Camaran pour les navires indemnes.

Les pèlerins sont débarqués; ils prennent une douche-lavage ou un bain de mer; leur linge sale ou la partie de leurs effets à usage et de leurs bagages qui peut être suspecte, d'après l'appréciation de l'autorité sanitaire, sont désinfectés.

La durée de ces opérations, y compris le débarquement et l'embarquement, ne doit pas dépasser soixante-douze heures.

Toutefois, un navire à pèlerins, appartenant à une des nations ayant adhéré aux stipulations de la présente convention et des conventions antérieures, s'il n'a pas eu de malades atteints de peste ou de choléra en cours de route de Djeddah à Yambo et à El-Tor, et si la visite médicale individuelle, faite à El-Tor après débarquement, permet de constater qu'il ne contient pas de tels malades, peut être autorisé, par le Conseil sanitaire d'Égypte, à traverser en quarantaine le canal de Suez, même la nuit, lorsque sont réunies les quatre conditions suivantes :

1° le service médical est assuré à bord par un ou plusieurs médecins commissionnés par le Gouvernement auquel appartient le navire ;

2° le navire est pourvu d'étuves à désinfection, et il est constaté que le linge sale a été désinfecté en cours de route ;

3° il est établi que le nombre des pèlerins n'est pas supérieur à celui autorisé par les règlements du pèlerinage ;

4° le capitaine s'engage à se rendre directement dans un des ports du pays auquel appartient le navire.

La visite médicale après débarquement à El-Tor doit être faite dans le moindre délai possible.

La taxe sanitaire payée à l'Administration quarantenaire est la même que celle qu'auraient payée les pèlerins s'ils étaient restés trois jours en quarantaine.

Art. 144. — Le navire qui, pendant la traversée de El-Tor à Suez, aurait eu un cas suspect à bord sera repoussé à El-Tor.

Art. 145. — Le transbordement des pèlerins est strictement interdit dans les ports égyptiens.

Art. 146. — Les navires partant du Hedjaz et ayant à leur bord des pèlerins à destination d'un port de la côte africaine de la Mer Rouge sont autorisés à se rendre directement à Souakim, ou en tel autre endroit que le Conseil sanitaire d'Alexandrie décidera, pour y subir le même régime quarantenaire qu'à El-Tor.

Art. 147. — Les navires venant du Hedjaz ou d'un port de la côte arabique de la Mer Rouge avec patente nette, n'ayant pas à bord des pèlerins ou masses analogues et qui n'ont pas eu d'accident suspect durant la traversée, sont admis en libre pratique à Suez, après visite médicale favorable.

Art. 148. — Lorsque la peste ou le choléra aura été constaté au Hedjaz :

1° les caravanes composées de pèlerins égyptiens doivent, avant de se rendre en Égypte, subir une quarantaine de rigueur à El-Tor, de sept jours en cas de choléra ou de peste ; elles doivent ensuite subir à El-Tor une observation de trois jours, après laquelle elles ne sont admises en libre pratique qu'après visite médicale favorable et désinfection des effets ;

2° les caravanes composées de pèlerins étrangers devant se rendre dans leurs foyers par la voie de terre sont soumises aux mêmes mesures que les caravanes égyptiennes et doivent être accompagnées par des gardes sanitaires jusqu'aux limites du désert.

Art. 149. — Lorsque la peste ou le choléra n'a pas été signalé au Hedjaz, les caravanes de pèlerins venant du Hedjaz par la route de Akaba ou de Moïla sont soumises, à leur arrivée au canal ou à Nakhel, à la visite médicale et à la désinfection du linge sale et des effets à usage.

B. Pèlerins retournant vers le Sud.

Art. 150. — Il y aura dans les ports d'embarquement du Hedjaz des installations sanitaires assez complètes pour qu'on puisse appliquer aux pèlerins qui doivent se diriger vers le Sud pour rentrer dans leur pays les mesures qui sont obligatoires, en vertu des articles 46 et 47, au moment du départ de ces pèlerins dans les ports situés au delà du détroit de Bab-el-Mandeb.

L'application de ces mesures est facultative, c'est-à-dire qu'elles ne sont applicables que dans les cas où l'autorité consulaire du pays auquel appartient le pèlerin, ou le médecin du navire à bord duquel il va s'embarquer, les juge nécessaires.

Chapitre III. — Pénalités.

Art. 151. — Tout capitaine convaincu de ne pas s'être conformé, pour la distribution de l'eau, des vivres ou du combustible, aux engagements pris par lui, est passible d'une amende de 2 livres turques (1). Cette amende est perçue au profit du pèlerin qui aurait été victime du manquement et qui établirait qu'il a en vain réclamé l'exécution de l'engagement pris.

Art. 152. — Toute infraction à l'article 104 est punie d'une amende de 30 livres turques.

Art. 153. — Tout capitaine qui a commis ou qui a sciemment laissé commettre une faute quelconque concernant la liste des pèlerins ou la patente sanitaire, prévues à l'article 110, est passible d'une amende de 50 livres turques.

Art. 154. — Tout capitaine de navire arrivant sans patente sanitaire du port de départ, ou sans visa des ports de relâche, ou non muni de la liste réglementaire et régulièrement tenue suivant les articles 110, 123 et 124, est passible, dans chaque cas, d'une amende de 12 livres turques.

Art. 155. — Tout capitaine convaincu d'avoir ou d'avoir eu à bord plus de cent pèlerins sans la présence d'un médecin commissionné, conformément aux prescriptions de l'article 103, est passible d'une amende de 300 livres turques.

Art. 156. — Tout capitaine convaincu d'avoir ou d'avoir eu à son bord un nombre de pèlerins supérieur à celui qu'il est autorisé à embarquer, conformément aux prescriptions de l'article 110, est passible d'une amende de 5 livres turques par chaque pèlerin en surplus.

---

(1) La livre turque vaut 22 fr. 50.

Le débarquement des pèlerins dépassant le nombre régulier est effectué à la première station où réside une autorité compétente, et le capitaine est tenu de fournir aux pèlerins débarqués l'argent nécessaire pour poursuivre leur voyage jusqu'à destination.

ART. 157. — Tout capitaine convaincu d'avoir débarqué des pèlerins dans un endroit autre que celui de leur destination, sauf leur consentement ou hors le cas de force majeure, est passible d'une amende de 20 livres turques par chaque pèlerin débarqué à tort.

ART. 158. — Toutes autres infractions aux prescriptions relatives aux navires à pèlerins sont punies d'une amende de 10 à 100 livres turques.

ART. 159. — Toute contravention constatée en cours de voyage est annotée sur la patente de santé, ainsi que sur la liste des pèlerins. L'autorité compétente en dresse procès-verbal pour le remettre à qui de droit.

ART. 160. — Dans les ports ottomans, la contravention aux dispositions concernant les navires à pèlerins est constatée, et l'amende imposée par l'autorité compétente conformément aux articles 173 et 174.

ART. 161. — Tous les agents appelés à concourir à l'exécution des prescriptions de la présente convention en ce qui concerne les navires à pèlerins sont passibles de punitions conformément aux lois de leurs pays respectifs en cas de fautes commises par eux dans l'application desdites prescriptions.

TITRE IV. — SURVEILLANCE ET EXÉCUTION.

I. — CONSEIL SANITAIRE, MARITIME ET QUARANTENAIRE D'ÉGYPTE.

ART. 162. — Sont confirmées les stipulations de l'annexe III de la convention sanitaire de Venise du 30 janvier 1892, concernant la composition, les attributions et le fonctionnement du Conseil sanitaire, maritime et quarantenaire d'Égypte, telles qu'elles résultent des décrets de S. A. le Khédive en date des 19 juin 1893 et 25 décembre 1894, ainsi que de l'arrêté ministériel du 19 juin 1894.

Lesdits décrets et arrêté demeurent annexés à la présente convention.

ART. 163. — Les dépenses ordinaires, résultant des dispositions de la présente convention relatives notamment à l'augmentation du personnel relevant du Conseil sanitaire, maritime et quarantenaire d'Égypte, seront couvertes à l'aide d'un versement annuel complémentaire par le Gouvernement égyptien, d'une somme de quatre mille livres égyptiennes, qui pourrait être prélevée sur l'excédent du service des phares resté à la disposition de ce Gouvernement.

Toutefois il sera déduit de cette somme le produit d'une taxe quarantenaire supplémentaire de 10 P. T. (piastres tarif) par pèlerin, à prélever à El-Tor.

Au cas où le Gouvernement égyptien verrait des difficultés à supporter cette part dans les dépenses, les puissances représentées au Conseil sanitaire s'entendraient avec le Gouvernement khédivial pour assurer la participation de ce dernier aux dépenses prévues.

ART. 164. — Le Conseil sanitaire, maritime et quarantenaire d'Égypte est chargé de mettre en concordance avec les dispositions de la présente convention les règlements actuellement appliqués par lui concernant la peste, le choléra et la fièvre jaune, ainsi que le règlement relatif aux provenances des ports arabiques de la Mer Rouge, à l'époque du pèlerinage.

Il revisera, s'il y a lieu, dans le même but, le règlement général de police sanitaire, maritime et quarantenaire présentement en vigueur.

Ces règlements, pour devenir exécutoires, doivent être acceptés par les diverses Puissances représentées au Conseil.

II. — CONSEIL SUPÉRIEUR DE SANTÉ DE CONSTANTINOPLE.

ART. 165. — Le Conseil supérieur de santé de Constantinople est chargé d'arrêter les mesures à prendre pour prévenir l'introduction dans l'Empire ottoman et la transmission à l'étranger des maladies épidémiques.

ART. 166. — Le nombre des délégués ottomans au Conseil supérieur de santé qui prendront part aux votes est fixé à quatre membres, savoir:

le président du Conseil ou, en son absence, le président effectif de la séance. Ils ne prendront part au vote qu'en cas de partage des voix;

l'inspecteur général des services sanitaires;

l'inspecteur de service;

le délégué intermédiaire entre le Conseil et la Sublime Porte, dit *Mouhassébedgi*.

ART. 167. — La nomination de l'inspecteur général, de l'inspecteur de service et du délégué, désignés par le Conseil, sera ratifiée par le Gouvernement ottoman.

ART. 168. — Les hautes parties contractantes reconnaissent à la Roumanie le droit, comme puissance maritime, d'être représentée au sein du Conseil par un délégué.

ART. 169. — Les délégués des divers États doivent être des médecins régulièrement diplômés par une faculté de médecine européenne, nationaux des pays qu'ils représentent, ou des fonctionnaires consulaires, du grade de vice-consul au moins ou d'un grade équivalent.

Les délégués ne doivent avoir d'attache d'aucun genre avec l'autorité locale ni avec une compagnie maritime.

Ces dispositions ne s'appliquent pas aux titulaires actuellement en fonctions.

ART. 170. — Les décisions du Conseil supérieur de santé, prises à la majorité des membres qui le composent, ont un caractère exécutoire, sans autre recours.

Les Gouvernements signataires conviennent que leurs représentants à Constantinople seront chargés de notifier au Gouvernement ottoman la présente convention et d'intervenir auprès de lui pour obtenir son accession.

Art. 171. — La mise en pratique et la surveillance des dispositions de la présente convention, en ce qui concerne les pèlerinages et les mesures contre l'invasion et la propagation de la peste et du choléra, sont confiées, dans l'étendue de la compétence du Conseil supérieur de santé de Constantinople, à un Comité pris exclusivement dans le sein de ce Conseil, et composé de représentants des diverses Puissances qui auront adhéré à la présente convention.

Les représentants de la Turquie dans ce comité sont au nombre de trois : l'un d'eux a la présidence du comité. En cas de partage des voix, le président a voix prépondérante.

Art. 172. — Un corps de médecins diplômés, de désinfecteurs et de mécaniciens bien exercés, ainsi que de gardes sanitaires recrutés parmi les personnes ayant fait le service militaire, comme officiers ou sous-officiers, est créé et aura pour mission d'assurer, dans le ressort du Conseil supérieur de santé de Constantinople, le bon fonctionnement des divers établissements sanitaires énumérés et institués par la présente convention.

Art. 173. — L'autorité sanitaire du port ottoman de relâche ou d'arrivée, qui constate une contravention, en dresse un procès-verbal, sur lequel le capitaine peut inscrire ses observations. Une copie certifiée conforme de ce procès-verbal est transmise, au port de relâche ou d'arrivée, à l'autorité consulaire du pays dont le navire porte le pavillon. Cette autorité assure le dépôt de l'amende entre ses mains. En l'absence d'un consul, l'autorité sanitaire reçoit cette amende en dépôt. L'amende n'est définitivement acquise au Conseil supérieur de santé de Constantinople que lorsque la Commission consulaire indiquée à l'article suivant a prononcé sur la validité de l'amende.

Un deuxième exemplaire du procès-verbal certifié conforme doit être adressé par l'autorité sanitaire qui a constaté la contravention au président du Conseil de santé de Constantinople, qui communique cette pièce à la Commission consulaire.

Une annotation est inscrite sur la patente par l'autorité sanitaire ou consulaire, indiquant la contravention relevée et le dépôt de l'amende.

Art. 174. — Il est créé à Constantinople une Commission consulaire pour juger les contraventions contradictoires de l'agent sanitaire et du capitaine inculpé. Elle est désignée chaque année par le corps consulaire. L'Administration sanitaire peut être représentée par un agent remplissant les fonctions de ministère public. Le consul de la nation intéressée est toujours convoqué ; il a droit de vote.

Art. 175. — Les dépenses d'établissement, dans le ressort du Conseil supérieur de santé de Constantinople, des postes sanitaires définitifs et provisoires prévus par la présente convention sont, quant à la construction des bâtiments, à la charge du Gouvernement ottoman. Le Conseil supérieur de santé de Constantinople est autorisé, si besoin est et vu l'urgence, à faire l'avance des sommes nécessaires sur le fonds de réserve ; ces sommes lui seront fournies, sur sa demande, par la « Commission mixte chargée de la revision du tarif sanitaire ». Il devra, dans ce cas, veiller à la construction de ces établissements.

Le Conseil supérieur de santé de Constantinople devra organiser sans délai les établissements sanitaires de Hanikin et de Kisil-Dizié, près de Bayazid, sur les frontières turco-persane et turco-russe, au moyen des fonds qui sont dès maintenant mis à sa disposition.

Les autres frais occasionnés, dans le ressort dudit Conseil, par le régime établi par la présente convention, sont répartis entre le Gouvernement ottoman et le Conseil supérieur de santé de Constantinople, conformément à l'entente intervenue entre le Gouvernement et les puissances représentées dans ce Conseil.

III. — Conseil sanitaire international de Tanger.

Art. 176. — Dans l'intérêt de la santé publique, les hautes parties contractantes conviennent que leurs représentants au Maroc appelleront de nouveau l'attention du Conseil sanitaire international de Tanger sur la nécessité d'appliquer les stipulations des conventions sanitaires.

IV. — Dispositions diverses.

Art. 177. — Chaque Gouvernement déterminera les moyens à employer pour opérer la désinfection et la destruction des rats (1).

Art. 178. — Le produit des taxes et des amendes sanitaires ne peut, en aucun cas, être employé à des objets autres que ceux relevant des Conseils sanitaires.

Art. 179. — Les hautes parties contractantes s'engagent à faire rédiger par leurs Administrations sanitaires une instruction destinée à mettre les capi-

---

(1) Les moyens de désinfection suivants sont donnés à titre d'indications :

Les hardes, vieux chiffons, pansements infectés, les papiers et autres objets sans valeur doivent être détruits par le feu.

Les effets à usage individuel, les objets de literie, les matelas souillés par le bacille pesteux sont sûrement désinfectés :

par le passage à l'étuve à vapeur sous pression ou à l'étuve à vapeur fluente à 100 degrés ;

par l'exposition aux vapeurs de formol.

Les objets qui peuvent, sans détérioration, être trempés dans des solutions antiseptiques (couvertures, linges, draps de lit) peuvent être désinfectés au moyen des solutions de sublimé à 1 p. 1.000, d'acide phénique à 3 p. 100, de lysol et de crésyl commercial à 3 p. 100, de formol à 1 p. 100 (une partie de la solution commerciale de formaldéhyde à 40 p. 100), ou au moyen des hypochlorites alcalins (de soude, de potasse) à 1 p. 100, c'e-t-à-dire 1 partie de la solution usuelle d'hypochlorite commercial.

Il va sans dire que le temps de contact doit être assez long pour que les germes desséchés soient bien pénétrés par les solutions antiseptiques. Quatre à six heures suffisent.

Pour la destruction des rats, trois procédés sont actuellement mis en pratique :

1° Celui à l'*acide sulfureux mélangé d'une petite quantité d'anhydride sulfurique, propulsé sous pression dans les cales, avec brassage de l'air,* qui fait périr les rats et les insectes et détruirait en même temps les bacilles pesteux lorsque la teneur en anhydride sulfureux-sulfurique est assez élevée.

2° *Le procédé qui envoie dans les cales un mélange non combustible de protoxyde et de dioxyde de carbone.*

taines des navires, surtout lorsqu'il n'y a pas de médecin à bord, en mesure d'appliquer les prescriptions contenues dans la présente convention en ce qui concerne la peste et le choléra, ainsi que les règlements relatifs à la fièvre jaune.

V. — Golfe Persique.

Art. 180. — Les frais de construction et d'entretien de la station sanitaire, dont la création à l'île d'Ormuz est prescrite par l'article 81 de la présente convention, sont mis à la charge du Conseil supérieur de santé de Constantinople. La commission mixte de revision dudit Conseil devra se réunir le plus tôt possible pour lui fournir, sur sa demande, les ressources nécessaires prises sur les réserves disponibles.

VI. — D'un Office international de santé.

Art. 181. — La Conférence ayant pris acte des conclusions ci-annexées de sa commission des voies et moyens sur la création d'un Office sanitaire international à Paris, le Gouvernement français saisira, quand il le jugera opportun, de propositions à cet effet, par la voie diplomatique, les États représentés à la Conférence.

Titre V. — Fièvre jaune.

Art. 182. — Il est recommandé aux pays intéressés de modifier leurs règlements sanitaires de manière à les mettre en rapport avec les données actuelles de la science sur le mode de transmission de la fièvre jaune, et surtout sur le rôle des moustiques comme véhicules des germes de la maladie.

Titre VI. — Adhésions et ratifications.

Art. 183. — Les Gouvernements qui n'ont pas signé la présente convention sont admis à y adhérer sur leur demande. Cette adhésion sera notifiée par la voie

---

3º *Le procédé qui utilise l'acide carbonique de façon que la teneur de ce gaz dans l'air du navire soit de 30 p. 100 environ.*

Ces deux derniers procédés font périr les rongeurs sans avoir la prétention de tuer les insectes et les bacilles de la peste.

La commission technique de la Conférence sanitaire de Paris (1903) a indiqué les trois procédés ci-après :

    mélange d'anhydrides sulfureux-sulfurique,

    mélange d'oxyde de carbone et d'acide carbonique,

    acide carbonique,

parmi ceux auxquels les Gouvernements pourraient avoir recours, et elle a été d'avis que, dans le cas où ils ne seraient pas mis en œuvre par l'Administration sanitaire elle-même, celle-ci devrait contrôler chaque opération et constater que la destruction des rats a été réalisée.

diplomatique au Gouvernement de la République française et, par celui-ci, aux autres Gouvernements signataires.

Art. 184. — La présente convention sera ratifiée et les ratifications en seront déposées à Paris aussitôt que faire se pourra.

Elle sera mise à exécution dès que la publication en aura été faite conformément à la législation des États signataires. Elle remplacera, dans les rapports respectifs des puissances qui l'auront ratifiée ou y auront accédé, les conventions sanitaires internationales signées les 30 janvier 1892, 15 avril 1893, 3 avril 1894 et 19 mars 1897.

Les arrangements antérieurs énumérés ci-dessus demeureront en vigueur à l'égard des Puissances qui, les ayant signés ou y ayant adhéré, ne ratifieraient pas le présent acte ou n'y accéderaient pas.

PROCÈS-VERBAUX DE LA CONFÉRENCE DE PARIS DE 1903.
EXTRAITS RELATIFS AU PROJET DE CRÉATION DE L'OFFICE
INTERNATIONAL DE SANTÉ.

I

Séance d'ouverture. — 10 octobre 1903.

Présidence de M. DELCASSÉ,

ministre des Affaires Étrangères.

M. BARRÈRE, en sa qualité de président de la délégation française, demande la permission d'exposer les vues du Gouvernement de la République sur les questions soumises à la Conférence :

« ... J'arrive au dernier point dont l'examen ne sera pas une des occupations les moins importantes de la Conférence. Un vœu a été présenté par M. Monod au dernier congrès international d'hygiène en vue de créer un office sanitaire chargé de centraliser les informations et d'exercer une surveillance générale sur l'application des mesures prescrites. Ce vœu, Messieurs, sera reproduit ici. Il y a quelques années il paraissait prématuré, le moment nous paraît venu d'en aborder la réalisation. Il me sera peut-être permis de dire, ayant quelque expérience des institutions d'ordre international qui fonctionnent et prospèrent, que je n'en connais pas dont la nécessité s'impose aujourd'hui avec plus d'évidence.

« La protection de la santé publique présente ce caractère ; et cette protection ne peut atteindre son plus haut dégré d'efficacité qu'autant que les renseignements, les avis, la faculté de surveillance sont centralisés par une institution ayant une autorité internationale. Son rôle ne peut être, surtout à ses débuts, que moral ; le souci que chacun a de rester maître chez soi rendrait quelque peu périlleux de lui donner un autre caractère, mais dans cette proportion restreinte un office central de santé aurait une haute portée. La sécurité de ses renseignements, la confiance qu'ils inspireraient tendraient à rassurer l'opinion et à la préserver de ces paniques dont vous parlait tout à l'heure M. le Ministre des Affaires étrangères. Et il n'est pas défendu d'espérer que la confiance dans l'efficacité du régime conventionnel consenti par les Puissances s'étendrait enfin aux États qui n'ont pas encore adhéré.

« La Conférence voudra étudier, j'en ai la conviction, dans un esprit de solidarité les conditions dans lesquelles cette institution pourrait fonctionner et vivre. Si, après avoir revisé les règlements sanitaires de façon à concilier les intérêts de la santé publique et des échanges, après avoir renforcé les organes d'exécution auxquels il appartient de les appliquer, assuré leur indépendance et pourvu à leurs besoins, cette haute assemblée complète son œuvre en créant une union de santé incarnée dans une autorité nationale fortement constituée, elle aura mérité la reconnaissance universelle. Les œuvres les plus utiles, Messieurs, ne sont pas toujours celles qui font le plus de bruit et provoquent le plus l'attention publique. Celle des Puissances réunies sur le terrain sanitaire est une des plus grandes; elle est aussi l'une des moins connues; elle n'en est pas moins une des plus fécondes. Appelé depuis onze ans à y prendre part, j'apprécie à toute sa valeur le privilège de présider pour la deuxième fois aux délibérations des représentants des Puissances, et ce sera pour moi un insigne honneur que d'avoir fait avec vous cette nouvelle et mémorable étape dans la voie du progrès »

M. le Prof^r PROUST, délégué de la France :

« ... Vous voyez, Messieurs, que notre but est d'orienter toujours davantage les mesures sanitaires vers l'hygiène moderne. Vous cherchons à obtenir l'application de mesures protectrices rationnelles, pouvant remplacer ce qui reste encore des quarantaines et favoriser l'accomplissement des réformes indiquées par les Conférences. Un des moyens les plus puissants pour obtenir ce résultat consisterait dans la création d'un office central ou *Bureau sanitaire international* dont je demande l'institution depuis l'année 1896 (1) Il faudrait avoir une connaissance plus complète, plus exacte, plus sincère, de l'état sanitaire des différents pays, des garanties plus sérieuses sur la capacité des médecins des paquebots, sur la sincérité de leurs déclarations. Il faudrait obtenir l'installation sur les navires d'appareils pouvant opérer leur désinfection sans danger pour les personnes et pour les marchandises, avant déchargement ou même au départ et en cours de route.

« Le rôle et la situation des médecins de paquebots devraient être bien définis. Ces médecins seraient agréés par le Bureau international après avoir justifié devant lui de l'équivalence de leurs titres.

« La nouvelle Conférence aura ainsi pour mission d'instituer un contrôle international et d'établir un Office sanitaire international et de veiller à l'exécution des mesures prescrites, en particulier à l'égard des pèlerinages. Ce contrôle ne peut être exercé, ni à Constantinople, ni à Alexandrie. Pour des raisons évidentes, il ne peut l'être qu'en Europe. L'intervention directe des parties intéressées est donc ici nécessaire et elle seule peut être efficace.

« Ce Bureau respecterait la souveraineté des États et leur légitime susceptibilité.

« Les Gouvernements des États participants donneraient à leurs autorités supérieures d'hygiène les instructions nécessaires afin qu'elles communiquent à la Commission internationale tous les renseignements relatifs aux questions dans sa sphère. Ce Bureau international de santé aurait pour mission de recueillir les renseignements épidémiques, de surveiller la mise en vigueur par les différents pays participant à l'*Union internationale sanitaire* des règlements édictés par les Conférences, d'indiquer les lacunes de ces règlements, de proposer les moyens de les combler, d'apporter de l'harmonie et de l'ensemble dans leur fonctionnement. Le Bureau exposerait périodiquement les résultats de son activité dans des rapports officiels qui seraient publiés et communiqués par lui aux divers Gouvernements. Le Bureau n'aurait d'ailleurs aucun pouvoir

---

(1) Je ne sais à quel document ceci fait allusion. En tout cas, jusqu'au congrès d'hygiène de Bruxelles (septembre 1903), tous les projets de *Bureau sanitaire international* limitaient son action à la lutte contre les maladies pestilentielles. H.M.

exécutif. On comprend qu'il ne pourrait, sans se heurter au droit souverain des États, donner des directions qui auraient force d'exécution. Son rôle serait purement moral. Il aurait pour mission d'exposer ce qui est fait, d'indiquer ce qui reste à faire. Ce rôle serait au surplus des plus considérables. Quel est l'État qui voudrait voir exposer au grand jour les imperfections, les négligences de son administration et n'éviterait pas d'être soumis à des comparaisons et exposé à des critiques? Cette sorte d'action morale vaincrait bientôt la résistance des pays encore aujourd'hui réfractaires. »

M. le Commandeur Santoliquido, président de la délégation italienne :

« .... Il me sera permis de rappeler ici l'initiative assurément féconde prise par M. Henri Monod à l'occasion du récent congrès d'hygiène et de démographie de Bruxelles. M. Henri Monod a proposé, et sa proposition a été adoptée avec empressement par plusieurs délégués officiels, la création d'un Bureau international d'hygiène pour la défense commune des États contre l'importation réciproque des maladies infectieuses autochtones. Un organisme semblable ou, mieux, le même organisme — véritable observatoire de la marche des maladies infectieuses de toute nature — ne pourrait-il être chargé d'ordonner, quand besoin serait, en matière de peste, des mesures spéciales de défense dans les pays indemnes et ne pourrait-il également connaître de l'extension et fixer la durée desdites mesures?

« Tout le reste devrait être uniquement du ressort de la police sanitaire intérieure de chaque pays. On aurait ainsi l'avantage de rendre homogène et concordante l'application des textes maritimes de santé à l'égard des bâtiments en provenance d'un port contaminé, tout en sauvegardant les diverses susceptibilités nationales et en resserrant les liens de l'heureuse solidarité qui unit désormais les nations civilisées en cette question de la santé publique, qui, on ne saurait le dire trop haut, est et doit demeurer toujours en dehors et au-dessus de toute question politique.

« Il est évident, en tout cas, que ce Bureau international toujours exactement informé de ce qui se produirait dans le monde relativement aux maladies infectieuses serait mieux que quiconque en situation de juger sainement la portée véritable du danger, d'y proportionner les mesures de défense et qu'il épargnerait ainsi aux pays atteints tout préjudice économique, non absolument réclamé par les exigences de la sécurité commune. Ce Bureau saurait également faire ressortir, le cas échéant, les défauts ou les lacunes éventuels de l'action répressive locale, et proposer les modifications à y apporter. Le seul fait de son existence exciterait tous les pays à perfectionner leur organisation sanitaire individuelle intérieure, condition essentielle, je viens de le dire, d'une bonne prophylaxie. »

— — —

II

2e séance plénière. — 12 octobre 1903.

Présidence de M. Barrère,

M. Platon de Waxel, délégué de Russie :

« ... Il m'est très agréable, avant de communiquer à la Conférence les trois propositions du Gouvernement impérial de Russie, de pouvoir constater que la

Russie s'associe pleinement à tous les points du programme élaboré par la délégation française tendant à concilier la sauvegarde de la santé publique avec les intérêts vitaux du commerce. Nous sommes convaincus que la haute assemblée appelée à étudier ces problèmes saura leur donner la solution la plus complète.

« Nous saluons avec une sympathie toute particulière l'idée de la création d'un Bureau sanitaire international destiné à devenir le centre vers lequel seront dirigées toutes les informations sur la marche des maladies, et les mesures prises dans le but de prévenir et, au besoin, de combattre les épidémies, de même que sur l'état sanitaire général des régions qui présentent, à ce point de vue, le plus d'importance.

« L'influence exercée par le Bureau ne sera pas d'un ordre moral seulement ; sa portée pratique ne saurait être mise en doute. »

M. le Dr Cortezo y Prieto, délégué d'Espagne :

« ... Soyez bien assurés, Messieurs, des sentiments et des dispositions de mon Gouvernement à adopter le système de la liberté et de l'accord des intérêts de la santé et du commerce, que nous préconisons et qui résument le programme de cette Conférence.

« Mais j'espère qu'on ne pourra pas confondre avec un manque d'adhésion aux mêmes principes, la réédification que je vous propose de ces fondements du nouveau système qui abolirait les anciennes entraves et les précautions surannées, je veux parler de la sincérité et de la véracité dans la déclaration des premiers cas par les pays infectés et les villes contaminées, et de la loyauté des renseignements au moment de l'apparition, au cours de l'épidémie et pendant ses dernières phases.

« Sans cette véracité, sans cette loyauté, sans chercher les garanties de son accomplissement, toutes nos discussions et nos accords seront absolument inutiles et il vaudrait mieux, ou laisser à chaque pays sa défense individuelle ou supprimer toute convention qui serait sans cela absolument anodine.

« Il faut donc trouver la garantie d'une surveillance indépendante et neutre, qui pourrait par exemple être exercée par ce Bureau international proposé par M. Monod à Bruxelles, à l'occasion du dernier congrès d'hygiène et auquel il a été fait allusion ici à la séance d'ouverture. »

M. Émile Beco, délégué de Belgique :

« ... Quant à la question de savoir s'il faut confier à une commission spéciale l'examen du projet de création d'un Bureau sanitaire international, il semble qu'elle doive être résolue négativement. Une telle création ne peut être menée à bien sans une étude approfondie des voies et moyens. Mais cette étude destinée à résoudre les difficultés pratiques inhérentes à une semblable organisation n'est pas actuellement indispensable à la Conférence pour qu'elle ne se rallie unanimement au principe de solidarité en matière sanitaire dont la création de ce Bureau international serait l'expression. On a dit que ce Bureau aurait une action morale et c'est uniquement en se plaçant sur ce terrain et en respectant toute autonomie des États, que la Conférence, fidèle au but humanitaire pour lequel elle s'est réunie, doit, sans porter ombrage à personne, acclamer l'idée qui lui est proposée. »

III

Commission des voies et moyens.

5e séance. — 3o octobre 1903.

Présidence de M. Barrère.

M. le Président déclare qu'il présentera lui-même une proposition concernant la création d'un office international de santé. Afin de faciliter les réflexions de MM. les délégués, ainsi que l'obtention des instructions qui leur paraîtront nécessaires, il tient à formuler immédiatement la proposition dont il s'agit et s'exprime ainsi :

Messieurs,

«J'ai eu l'honneur, dès la première séance de la Conférence, de proposer la création de l'Office international de santé. Je vous demande la permission, comme chef de la délégation de France, de vous exposer comment nous concevons cette institution nouvelle.

« Je tiens tout d'abord à marquer nettement que, dans notre pensée, il ne saurait s'agir de créer un organe ayant un pouvoir exécutif quelconque ou une faculté d'immixtion dans les affaires sanitaires intérieures des différents pays. Il ne pourrait non plus être question de lui attribuer un droit de contrôle. Personne moins que moi ne se prêterait à la constitution d'une autorité conçue dans un tel esprit. L'office international projeté, on ne saurait trop le dire, doit exercer une influence exclusivement morale. Son prestige et son autorité doivent naître précisément de ce caractère et son existence n'est possible qu'à ce prix. Aucune de ses attributions ne peut et ne doit porter atteinte au droit de souveraineté dont chaque État est si justement jaloux.

« Dans cet ordre d'idées, nous estimons que l'Office international de santé aura pour mission de recueillir les renseignements épidémiques, et de recevoir des gouvernements des États participants, par l'intermédiaire de leurs autorités supérieures d'hygiène, toutes les informations relatives aux questions de sa compétence. Cet office aura encore à indiquer les lacunes des règlements édictés par les conventions et dont l'expérience démontrerait les défauts, et à apporter ainsi de l'harmonie et de l'ensemble dans leur application. L'Office consignera périodiquement les résultats de son activité dans des rapports officiels qui seront publiés et communiqués par lui aux divers Gouvernements.

« Telle est, Messieurs, notre conception générale des attributions de l'office proposé. D'aucuns estimeront peut-être qu'elles sont modestes. Je pense au contraire que, même dans ces proportions, l'institution est destinée à rendre à la santé publique les plus considérables services.

« Il reste à examiner la forme à lui donner. Les modèles ne nous manquent pas. Plusieurs institutions internationales fonctionnent avec succès et peuvent nous fournir des indications décisives. Il y a d'abord les quatre Bureaux internationaux de Berne. Ceux-là sont autonomes et alimentés par les Puissances contractantes. Ils sont toutefois placés sous l'autorité du Gouvernement fédéral et sous le contrôle technique d'un des Départements gouvernementaux. Les directeurs de ces bureaux sont désignés par le Gouvernement fédéral. Ils sont tous, si je ne me trompe, de nationalité suisse, et l'élément étranger entre pour une part restreinte dans la composition de leur personnel. Une telle organisation s'explique par la nature même des travaux des Bureaux en question, dont la mission consiste principalement à faciliter les communications et les transports internationaux.

« Nous trouvons en deuxième lieu des Bureaux internationaux en Belgique (Bureaux des tarifs douaniers et de la traite des noirs, fort bien dirigés aussi). Ici, l'organisation est différente. Le Bureau est rattaché à un service local : le chef de ce service se trouve être le directeur du Bureau. On voit que, dans le cas des Bureaux belges comme des Bureaux suisses, l'autorité locale prend une part considérable dans leur fonctionnement.

« J'ai réservé pour la troisième catégorie la Commission européenne du Danube et le Bureau international des poids et mesures qui a son siège à Paris.

« La Commission de Galatz offre un type très intéressant d'administration internationale autonome. Elle a son budget, son administration, ses moyens d'exécution. Elle est entièrement indépendante de l'autorité territoriale, qui y est représentée par un délégué. Mais nous avons dans le Bureau des poids et mesures un exemple encore plus indiqué d'un corps complètement international et indépendant. Le Bureau choisit lui-même son directeur; il est seul maître de son fonctionnement. Il est, en un mot, indépendant dans la plus large et la plus complète acception. Le pays où il siège se contente de lui offrir l'hospitalité.

« C'est ce type de Bureau, Messieurs, qui a nos préférences et qui, j'en ai l'espoir, se recommandera au suffrage de la Commission. Nous estimons en effet que seul il est compatible avec le caractère particulier de l'office de santé. Nous pensons que, comme le Bureau des poids et mesures, l'office de santé doit être indépendant de l'autorité du pays où il siègera, qu'il doit jouir de son entière autonomie, et conserver un caractère rigoureusement international. J'ai en conséquence l'honneur de soumettre à la Commission le projet de résolution suivant :

PROJET DE RÉSOLUTION

« I. — Il est créé un Office international de santé d'après les principes qui ont présidé à la formation et au fonctionnement du Bureau international des poids et mesures.

« II. — L'Office international aura pour mission de recueillir les renseignements sur la marche des maladies infectieuses. Il recevra à cet effet les informations qui lui seront communiquées par les autorités supérieures d'hygiène des États participants.

« III. — L'Office exposera périodiquement les résultats de ses travaux dans des rapports officiels qui seront communiqués aux Gouvernements contractants. Ces rapports devront être rendus publics.

« IV. — L'Office sera alimenté par les contributions des Gouvernements contractants.

« V. — Le Gouvernement dont le territoire aura été désigné comme siège de l'Office international de santé sera chargé, dans un délai de trois mois après la signature des actes de la Conférence, de soumettre à l'approbation des États contractants un règlement pour l'installation et le fonctionnement de cette institution. »

IV

COMMISSION DES VOIES ET MOYENS.

6e séance. — 3 novembre 1903.

Présidence de M. BARRÈRE.

M. le PRÉSIDENT ouvre la discussion sur la question de la création du Bureau sanitaire international et donne la parole à M. Santoliquido, premier délégué d'Italie.

M. SANTOLIQUIDO, s'exprime en ces termes :

« L'exposé que notre éminent Président nous a fait dans la dernière séance assure une base solide à nos travaux pour la création de l'Office sanitaire international qui sera, sans doute, l'un des plus beaux titres de gloire de la présente Conférence.

« A vrai dire, si cet office répond à une haute idéalité humanitaire et sociale, cette idéalité ne doit pas nous faire oublier la nécessité de nous placer sur un terrain pratique pour arriver à sa réalisation. Or, il est évident que ne pourrons accomplir une œuvre durable et vraiment efficace que si nous tenons compte de toutes les exigences actuelles, de toutes les difficultés que l'on rencontre, de toutes les susceptibilités nationales. Une chose, surtout, paraît évidente : c'est que le Bureau, pour ce qui concerne sa constitution et son fonctionnement, doit avoir un caractère strictement et exclusivement international. C'est là, Messieurs, une condition absolue.

« Quel que soit le lieu où il siégera, quel que soit le pays qui aura l'honneur de lui donner l'hospitalité, ce bureau devra être et devra rester indépendant de toute influence extérieure, de toute pression d'intérêts locaux qui, même étant très considérables, auront toujours une importance moindre que ceux qui devront régler l'action du bureau. Il devra donc être tout à fait libre de développer son activité avec des vues absolument objectives et sans rencontrer d'autres limites que celles que M. Barrère a indiquées avec opportunité.

« Parmi les différents types de Bureaux internationaux qui existent et fonctionnent déjà, et dont M. Barrère nous a parlé, il en est un qui répond à la condition essentielle d'indépendance absolue : c'est le Bureau des poids et mesures qui est tout à fait indépendant du pays qui lui donne l'hospitalité et des autres pays. C'est un précédent très heureux dont il faut tenir compte.

« Il faut porter notre attention sur un autre point qui n'est pas de moindre importance : sur les attributions du Bureau. On en a déjà parlé dans les séances plénières de la Conférence ; j'y ai fait moi-même quelques allusions.

Ce n'est pas le moment d'entrer dans les détails ; je crois cependant que nous sommes tous d'accord sur ceci : *le Bureau ne pourra avoir aucun pouvoir impératif sur les autres pays ;* cela offenserait le principe de souveraineté nationale. Il devra surtout faire usage de la *suadenti auctoritas* qui émane d'un conseil éclairé et compétent. Ce caractère se synthétiserait aisément dans une phrase qu'on pourrait presque adopter comme symbole de notre Bureau en l'appelant : Bureau de renseignements, d'utilité et de progrès sanitaires.

« La principale attribution sera, en effet, de suivre soit la marche des maladies transmissibles dans les différents pays, soit le développement des différentes espèces d'organisation sanitaire de tous les pays envisagées par rapport aux exigences de la lutte contre lesdites maladies.

« Un Bureau tel que nous le préconisons, composé de personnes d'absolue compétence, jouissant d'une indépendance entière, disposant d'un matériel de renseignements sanitaires certainement supérieur à celui dont chaque pays peut disposer, ce bureau sera en situation de donner des indications, des conseils précieux avec une autorité morale dont il serait difficile d'imaginer l'équivalente.

« Messieurs, comme Président de la Commission générale technique, je me permets d'attirer votre attention sur quelques points qui sont ressortis de nos discussions.

« On a soutenu plusieurs fois qu'il est nécessaire de venir en aide aux petits pays et parfois même aux grands, dans la lutte pour l'organisation sanitaire à l'intérieur. Cette aide ne pourrait être que d'ordre moral venant du dehors ; il est évident qu'aucune institution ne la fournirait avec autant d'efficacité que le Bureau international fonctionnant suivant les principes déjà mentionnés. Sa prudente intervention, sous forme d'avertissement et de conseil, exciterait chaque pays à améliorer l'organisation de ses services d'hygiène publique.

« Il faut aussi tenir compte des petites nécessités, des petites misères quotidiennes qui sont quelquefois pour les administrations sanitaires des obstacles très difficiles à surmonter. Ce sera là un autre bienfait du Bureau international. Ses indications prêteront aux Gouvernements une arme efficace pour obtenir des parlements et de l'opinion publique les moyens moraux et matériels indispensables à la réalisation des améliorations nécessaires.

« Le Bureau aura encore un autre avantage. Il fera toujours mieux connaître entre eux les différents pays pour ce qui concerne les conditions sanitaires à l'intérieur et les organisations sanitaires respectives.

« Une féconde émulation en résultera ; l'état de méfiance réciproque qui se traduit fréquemment par des dispositions de défense sanitaire très nuisibles au commerce et au trafic international cessera également.

« C'est en m'inspirant de toutes ces conditions que je m'honore d'apporter, pour l'institution que nous préconisons, l'adhésion du Gouvernement de mon pays : de même que les Gouvernements des pays ici représentés, il sera heureux de contribuer à une œuvre aussi importante de progrès civil et social.

« Je conclus, Messieurs, en affirmant, qu'à mon avis, le type du Bureau des poids et mesures est celui qui se recommande au choix de la Conférence, parce qu'il n'a d'autres relations avec le pays où il fonctionne que l'hospitalité que celui-ci lui offre.

« Et je crois également que la Commission estimera comme moi qu'il convient de donner au Gouvernement français, qui a pris l'initiative de cette grande œuvre, une preuve de haute confiance internationale et de déférence, en décidant que c'est à Paris que devra siéger le futur office sanitaire. »

M. de Waxel donne ensuite lecture de la déclaration ci-après :

« Nous avons déjà eu l'occasion de relever l'importance de l'institution nouvelle — l'Office international de santé — dont la création est proposée par la délégation française, par l'organe de M. Barrère, notre éminent Président.

« La garantie de son utilité nous paraît être précisément dans la modération de ses attributions. Il n'y a là rien qui empiète sur les droits d'autrui et, par contre, tous les États grands et petits y puiseront des renseignements et des notions précieuses. Quoi de plus commode, en effet, que de se trouver en possession d'un bureau où se centraliseront toutes les informations relatives aux épidémies.

« Il y a encore un point de la proposition française qui attire l'attention, — l'obligation de l'office projeté à indiquer les imperfections et les lacunes des règlements édictés par les conventions.

« N'est-ce pas là tout un travail préparatoire, effectué peu à peu, en vue des conférences sanitaires de l'avenir, et l'utilité de ce travail ne saurait, il nous semble, être mise en doute.

« Le caractère international, dont la délégation française pense revêtir l'office en question, n'empêche pas qu'il soit fort désirable que son siège soit établi dans un des grands centres européens, à Paris notamment, comme vient de le proposer M. Santoliquido.

« Il n'y aura sans doute qu'une voix pour applaudir à ce choix commandé non seulement par des considérations de courtoisie, mais bien plus encore par le fait qu'il n'y a pas de ville à la fois plus universelle et plus centrale que Paris, ce qui facilitera sensiblement la tâche qui incombera à la nouvelle institution.

« Dans les limites de la proposition du premier délégué de France, nous sommes autorisés dès à présent à agréer la création de l'Office international de santé ayant siège à Paris. »

M. Lardy, premier Délégué de Suisse, expose qu'au début des travaux de la Conférence, la délégation suisse n'avait pas reçu d'instructions au sujet de l'érection d'un Bureau international, parce que cette question ne figurait pas dans le programme de la Conférence tel qu'il résultait des lettres d'invitation ; la délégation vient d'être autorisée à se prononcer en faveur de l'érection de ce Bureau.

La Suisse, étant un pays exclusivement continental, ne se met pas sur les rangs et le Gouvernement fédéral estime que le Bureau sanitaire international, s'il vient jamais à être créé, devrait être confié à une Puissance maritime. Toutefois, en raison de l'existence à Berne de plusieurs Bureaux internationaux, les délégués suisses croient être agréables à leurs collègues en leur fournissant quelques indications sur le budget et le fonctionnement des Bureaux internationaux déjà existants, afin de permettre à la Commission d'utiliser les expériences faites jusqu'à ce jour. Ces renseignements sont dus à l'extrême obligeance de MM. les directeurs des divers offices de Berne et de Paris.

I. — FRAIS.

1° *Généralités*. — La dépense moyenne annuelle totale de chacun des six Bureaux internationaux de la propriété littéraire, de la propriété industrielle, des postes, des télégraphes, des chemins de fer et des poids et mesures s'élève à 97,500 francs par bureau. Des recettes provenant surtout de la vente de certaines publications réduisent la dépense moyenne à 80,000 francs par bureau et par an.

On trouvera le détail de ces dépenses dans le tableau ci-joint (Annexe I) (1). Il convient de faire remarquer que, par mesure d'économie, le Gouvernement suisse a placé sous la même direction les deux Bureaux de la propriété littéraire et de la propriété industrielle dont le personnel est aussi en grande partie commun; il en résulte une diminution importante de dépenses: le maximum admis par les conventions internationales pour ces deux Bureaux réunis était de 120,000 francs, tandis que la dépense effective est seulement de 75,000 francs.

On remarquera aussi que, pour les postes, la dépense effective est seulement de 97,000 francs, mais que les divers Gouvernements ont résolu d'affecter à l'érection d'un monument commémoratif de la fondation de l'union postale toute la différence entre la dépense effective et le budget maximum de 125,000 francs prévu par les conventions postales universelles; il y a là une dépense exceptionnelle et temporaire qui s'élèvera pendant quelques années à 25 ou 30,000 francs par an.

2° En moyenne, il faut compter 60.000 francs pour le *personnel*.

Il importe, pour le bon fonctionnement d'un bureau, que les traitements soient largement calculés, afin que le personnel ne soit pas tenté de chercher fortune ailleurs; pour réussir, il est désirable que le personnel d'un bureau international en fasse en quelque sorte sa chose, l'intérêt principal de sa vie, s'identifie avec le bureau; pour cela il faut des traitements convenables.

3° *Assurances ou pensions.* — Aux traitements proprement dits, le Gouvernement suisse a ajouté, par une ordonnance du 27 août 1878, une somme de 15 p. 100 du traitement de chaque fonctionnaire: cette somme doit être employée par chacun d'eux au payement d'une prime d'assurance sur la vie contractée au profit de la femme, enfants ou des héritiers de l'assuré.

Si le fonctionnaire ne peut contracter une police d'assurance ou s'il prouve qu'en raison de son âge ou pour d'autres motifs il n'a pas d'intérêt à contracter une assurance sur la vie, il peut être autorisé à déposer les 15 p. 100 dont il s'agit dans une caisse d'épargne agréée par l'État. La dépense pour primes d'assurances est d'environ 10.000 francs par an dans chaque bureau.

En outre, les Conférences internationales de la propriété industrielle, des postes et des télégraphes ont successivement décidé de mettre à la disposition de la Suisse une somme de 25.000 francs par bureau, pour former, par l'accumulation des intérêts, des fonds de pension: une ordonnance suisse du 20 mai 1881 a stipulé que chaque fonctionnaire des bureaux internationaux dont il s'agit aurait droit, en cas d'invalidité ou après la 60° année, à une pension viagère égale au quart du dernier traitement augmenté de 1/80 dudit traitement pour chaque année de service au-dessus de dix, pourvu qu'il ait au moins dix ans de service. Il est à peu près certain que la prochaine Conférence de la propriété littéraire et artistique créera un fonds analogue. Ces caisses de pension ont aujourd'hui plus que doublé le capital primitif de 25.000 francs.

Pour les *poids et mesures*, la Conférence de 1901 a imité l'exemple des bureaux de Berne et ordonné la mise à part d'une somme de 25.000 francs qui, grossie des intérêts d'un prélèvement de 2 p. 100 sur les appointements du personnel, et d'un prélèvement de 30 p. 100 sur les recettes provenant des taxes de vérification faites par le bureau pour le compte de tiers, permettra d'assurer au

---

(1) Annexe I, p. 81.

personnel une rente viagère s'élevant au quart des appointements moyens des cinq dernières années, augmentée de 1 p. 100 par année de service en sus de la dixième. Le maximum de la retraite est fixé à 6.000 francs; les veuves et les orphelins ont droit au tiers de la retraite avec maximum de 2.000 francs.

4° Publications. — La plupart des bureaux internationaux publient un journal renfermant toutes les publications législatives, réglementaires, administratives des divers États en ce qui concerne le cercle d'activité du bureau. Ils y ajoutent des extraits des jugements des tribunaux, des comptes rendus d'ouvrages, et, en général, cherchent à renseigner les divers Gouvernements et même le public sur tout ce qui peut les intéresser dans le cercle d'activité du bureau. Ces publications coûtent en moyenne une quinzaine de mille francs par an et par bureau, mais elles sont largement compensées par la vente des publications de ces bureaux; seul le Bureau international des poids et mesures n'a guère de recettes de ce chef, parce que les travaux sont de nature trop scientifique pour ne pas être avant tout distribués d'office aux universités, académies et administrations.

5° Bibliothèques. — Il faut évidemment prévoir, de ce chef, une dépense annuelle de 4 à 5.000 francs: cette dépense sera probablement plus considérable au début.

6° Répartition des dépenses entre les États. — Plusieurs systèmes sont en vigueur.

Il faut éliminer celui qui sert de base à la répartition des dépenses de l'Office central des chemins de fer, à savoir le nombre de kilomètres exploités dans chaque État.

Il faut éliminer aussi, semble-t-il, le système adopté par le Bureau international du mètre, dont les frais sont répartis d'après la population des États, multipliée par 3 à l'égard des États qui ont le système métrique obligatoire, par 2 à l'égard des États qui ont le système métrique facultatif, et par 1 à l'égard des autres États.

Dans les Unions postale et télégraphique, qui sont des unions entre *administrations* seulement, ce qui leur donne un caractère quelque peu spécial, les États ont été groupés en sept classes; chaque État de la 1re classe paye vingt-cinq unités, 2e classe vingt unités, 3e classe quinze, 4e classe dix, 5e classe cinq unités, 6e classe trois unités et 7e classe une unité. Pour déterminer la part de chaque État, on multiplie par 25 les dix ou quinze États de 1re classe, par 20 les deux ou trois États de la seconde classe et ainsi de suite. On obtient ainsi 500 ou 600 unités et on divise, pour connaître la valeur de l'unité, la dépense totale par 500 ou 600.

Dans les Bureaux de la propriété littéraire et de la propriété industrielle, on a procédé de la même manière; il y a six classes au lieu de sept, comptant respectivement pour 25, 20, 15, 10, 5 et trois unités.

On peut donc dire que ce système des classes constitue la règle, là où la nature spéciale du bureau n'imposait pas un autre mode de répartition.

On trouvera à l'annexe II (1) le tableau de répartition des frais des principaux bureaux internationaux par États pour l'année 1902; cela permettra à chacun de MM. les délégués d'apprécier, pour son pays, le montant approximatif de la dépense.

Le système des *classes* a, sur celui qui consisterait à prendre simplement le chiffre de la population pour base, l'avantage d'établir un maximum. Un

(1) Annexe II, p. 82.

bureau international ne rend pas nécessairement à la Russie deux fois plus de services qu'à l'Allemagne, trois fois plus qu'à l'Italie et dix fois plus qu'à la Suisse.

7° *Réserves*. — D'une façon générale, l'expérience a démontré qu'il importe de constituer des réserves, au moins pendant un certain nombre d'années, avec les excédents qui pourraient se produire.

Il arrive que certains États ne payent pas leur quote-part. C'est ainsi qu'au 31 décembre 1901 il était dû au Bureau de la propriété industrielle plus de 37.000 francs et que le Bureau international des poids et mesures a attendu en vain pendant de nombreuses années la cotisation de certains États. Il pourrait être prudent de convenir qu'au bout de trois ans, par exemple, il ne sera plus tenu compte, dans les tableaux de répartition, des États qui n'ont pas payé, et stipuler que, si ces cotisations arriérées rentrent, elles seront, soit versées au fonds des pensions, soit réparties entre les divers Gouvernements en déduction de leur quote-part.

Une autre cause de retard dans les versements résulte du fait que l'année budgétaire ne commence pas à la même date dans tous les pays.

En faveur de la constitution d'un fonds de réserve, il faut encore mentionner le fait que certaines dépenses ne sont pas annuelles et que, d'autre part, pour les divers Gouvernements, il est agréable de n'avoir pas à reviser chaque année, lors de l'élaboration du budget, la somme à y inscrire pour les bureaux internationaux. Pour un bureau sanitaire, en particulier, il est prudent de prévoir les dépenses exceptionnelles dans les années d'épidémie et, par suite, de convenir que les excédents des années heureuses seront déposés dans une caisse publique pour y être employés en fonds d'État de premier ordre jusqu'à ce que ce fonds ait atteint une somme à déterminer. Le directeur d'un des principaux bureaux internationaux émet l'avis que la réserve devrait être fixée à deux fois le montant du budget annuel.

II. — ATTRIBUTIONS.

Il n'est pas possible d'établir une comparaison stricte entre le futur bureau sanitaire international et les autres bureaux actuellement existants; le cercle d'activité de chacun d'eux est trop différent. L'expérience des directeurs consultés les engage à recommander de ne pas spécifier avec trop de détails les attributions d'un bureau international. Le mouvement se prouve en marchant; il est pratique de laisser une assez grande liberté de mouvements, dans le domaine scientifique et administratif, à ceux qui ont la responsabilité de la bonne marche d'une institution de ce genre.

A première vue, il semble que c'est dans les conventions constitutives des Unions de la propriété littéraire et de la propriété industrielle que l'on peut le mieux trouver des précédents s'adaptant au futur bureau sanitaire, s'il doit jamais être créé.

La Convention industrielle de Paris (20 mars 1883, protocole de clôture, chiffre 6) contient des indications détaillées sur les attributions du bureau international; ces textes ont été repris et abrégés dans le protocole de clôture de la Convention signée à Berne, le 9 septembre 1886, pour la protection de la propriété littéraire et artistique, chiffre 5.

Ce dernier texte est ainsi conçu :

« Le Bureau international centralisera les renseignements de toute nature

« relatifs à la protection des droits des auteurs sur leurs œuvres littéraires et artis-
« tiques. Il les coordonnera et les publiera. Il procédera aux études d'utilité
« commune intéressant l'Union et rédigera, à l'aide des documents qui seront mis
« à sa disposition par les diverses Administrations, une feuille périodique, en
« langue française, sur les questions concernant l'objet de l'Union. Les Gouver-
« nements des pays de l'Union se réservent d'autoriser, d'un commun accord, le
« Bureau à publier une édition dans une ou plusieurs autres langues, pour le cas
« où l'expérience en aurait démontré le besoin.

« Le bureau international devra se tenir en tout temps à la disposition des
« membres de l'Union, pour leur fournir, sur les questions relatives à la pro-
« tection des œuvres littéraires et artistiques, les renseignements spéciaux dont ils
« pourraient avoir besoin. »

« Il semble au Gouvernement fédéral, comme à la délégation française, que
l'on devrait se contenter — *mutatis mutandis* — de stipulations de ce genre,
parce qu'il n'est pas probable qu'aucun Gouvernement consentirait à donner au
Bureau sanitaire international un mandat d'inspection ou de contrôle ; l'intention
des parties contractantes ne peut être que de faire de lui une agence internationale de renseignements à la fois rapides et sûrs.

« A titre de complément d'information, il convient d'ajouter qu'on trouve dans
la convention du Mètre, signée à Paris le 20 mai 1875, un article 3 qui orga-
nise, à côté du Bureau international, un *Comité international* des poids et mesures
placé sous l'autorité des Conférences générales des délégués de tous les Gouvernements contractants. Ce comité international de quatorze membres appartenant
tous à des États différents, a pour mission d'élaborer des règlements détaillés
pour l'organisation et les travaux du Bureau ; il nomme lui-même son président
et son secrétaire, qui doivent appartenir à des pays différents. Il élit le directeur
du Bureau et ses adjoints, et se réunit une fois au moins tous les deux ans. Il
adopte chaque année le budget, vérifie les comptes et fait rapport aux Gouvernements contractants par l'entremise de leurs représentants diplomatiques à
Paris.

« En d'autres termes, le comité international joue à Sèvres le rôle de surveillance que le Gouvernement suisse joue pour les Bureaux de Berne.

« On trouvera les détails sur l'organisation de ce comité international des poids
et mesures dans les articles 8 et suivants du règlement annexé à la convention
du Mètre du 20 mai 1875.

« Après avoir exposé l'organisation des bureaux internationaux telle qu'elle
fonctionne pour les cinq bureaux de Berne et pour celui des poids et mesures à
Sèvres, M. Lardy demande la permission de procéder rapidement à l'examen
de la proposition faite à la fin de la dernière séance par la délégation française.
Les délégués suisses répètent encore une fois que le Gouvernement fédéral
n'ambitionne en aucune façon de voir le futur Office international de santé
avoir son siège en Suisse, et n'aurait même pas pris l'initiative de proposer la
création d'un office central. Mais, puisque la question est posée, il convient
de l'examiner avec soin, en tenant compte des nécessités gouvernementales et
parlementaires.

« Les propositions françaises consistent à demander que l'Office international
de santé soit créé *d'après les principes qui ont présidé à la formation et au fonctionnement du Bureau international des poids et mesures*.

« En ce qui le concerne, le Gouvernement fédéral accepte de prendre ce Bureau
comme la base, comme le type du futur office, mais il semble difficile d'adopter
purement et simplement l'organisation du Bureau des poids et mesures pour le
Bureau sanitaire.

« Quels sont en effet les principes sur lesquels repose le Bureau des poids
et mesures ?

« La convention du mètre, signée à Paris le 20 mai 1875, l'article 3 et l'article
7 du règlement annexé à cette convention, prescrivent la réunion au moins
une fois tous les six ans d'une *Conférence générale* de tous les États intéressés.
Voilà la base fondamentale. Cette Conférence générale se compose de délégués
de tous les États signataires ; dans son sein on vote par État, chaque État ayant
droit à une voix.

« C'est cette Conférence générale qui est appelée à nommer le *Comité international* des poids et mesures. Ce comité compte 14 membres, c'est-à-dire autant
de membres qu'il y avait d'États européens signataires de l'acte de 1875. Ce
comité est renouvelable par moitié. Les 7 membres sortants sont tirés au sort
et sont rééligibles. Dans l'intervalle entre les Conférences générales, le comité
a le droit de s'adjoindre des membres provisoires, mais ces derniers font toujours
partie de la série sortante.

« Il en résulte qu'il faudrait inscrire dans la convention la périodicité de Conférences sanitaires. Si on y manquait, il serait impossible de prendre pour type
l'organisation du Bureau international des poids et mesures, puisque, dans ce
bureau, tout repose sur les conférences générales dont émane le Comité international, qui, à son tour, nomme les fonctionnaires du Bureau.

« Sans rendre obligatoires des conférences sanitaires périodiques, on pourrait
stipuler — par exemple — que chacun des États contractants fera connaître, à
l'occasion de l'échange des ratifications ou à toute autre date à convenir, le nom
de son délégué au comité international de santé. On pourrait convenir aussi
que les membres sont élus pour six ans et rééligibles. Ce sont là des détails. Le
point principal reste qu'on ne peut pas procéder ici par analogie du Bureau des
poids et mesures, et qu'il faut créer quelque chose de spécial, de nouveau, si
l'on ne veut pas prescrire la périodicité obligatoire des conférences sanitaires
internationales.

« Un autre point n'est pas abordé dans les propositions de la délégation française :
c'est celui des *dépenses* du Bureau. Il ne semble pas possible de demander à un
gouvernement quelconque de se prononcer sur l'organisation et le service de ce
Bureau, sans lui indiquer une somme maximum à dépenser. Quand on demande
à un architecte de construire une maison, sa première question sera : « Quelle
somme voulez-vous y mettre ? » Vis-à-vis de nos Gouvernements, vis-à-vis de
nos Parlements, nous nous devons de combler cette lacune.

« Que dire aussi de la *répartition des frais* ? Ici encore, il ne semble pas que le
Bureau des poids et mesures puisse servir de type. Les frais en sont répartis
d'après des règles tout à fait particulières qui n'ont rien de commun avec un
office international de santé. Proportionnellement à leur population, les États
contribuent aux frais du Bureau de Sèvres d'après des taux différents, selon que,
chez eux, le système métrique est obligatoire, est facultatif ou n'est ni l'un ni
l'autre. Pour les premiers, le chiffre de la population est multiplié par trois
et pour les seconds par deux.

« Pourquoi ne pas admettre simplement comme base, soit la population, soit
le système des classes qui fonctionne à la satisfaction de tous dans les Bureaux
des postes, des télégraphes, de la propriété littéraire et de la propriété industrielle ?

« Le système des classes semble préférable à celui de la population, parce qu'il
est moins onéreux pour les très grands États et facilite leur accession. Qu'un
État ait 50 ou 100 millions d'habitants, les services du Bureau international
seront les mêmes pour lui, mais il paiera le double si l'on prend la population

pour base, ce qui n'est pas nécessairement équitable. Avec le système des classes, tous les États de première classe payent une même quote-part. Au point de vue diplomatique et parlementaire, il est toujours prudent de présenter quelque chose de connu, d'accepté depuis de longues années; rien n'est aussi imprégné de traditions que les relations internationales. Le tableau ci-joint (1) indiquerait, d'après le système des classes, la quote-part approximative des divers États représentés à la Conférence, en supposant une dépense totale maximum de 100.000 francs.

« Il reste enfin, en ce qui concerne les *attributions* du futur Office international de santé (points *II* et *III* des propositions françaises), à présenter quelques observations suggérées à mon compatriote et collègue, M. le directeur Schmid, par sa longue expérience.

« L'Office sanitaire international devrait, dans sa pensée, avoir « pour tâche essentielle de recueillir les informations aussi exactes que possible sur l'apparition des épidémies exotiques (peste, choléra, fièvre jaune) ainsi que les mesures prises contre ces maladies, tant au lieu de leur apparition que de la part des autres États-contractants, par le-moyen d'un *Bulletin hebdomadaire* ». Si les informations ne sont pas très rapides, l'utilité du Bureau international devient, paraît-il, fort contestable pour les spécialistes, et il y aurait là un écueil à éviter par une stipulation précise.

« L'Office international devrait avoir en outre « la mission de recueillir et de publier tous les documents législatifs et réglementaires des divers États, contractants ou non, relatifs à l'organisation sanitaire et aux mesures destinées à éviter ou à combattre les maladies épidémiques. »

« Enfin, il serait fort important de stipuler que l'office central est autorisé à « correspondre directement avec les offices sanitaires des divers États sans être obligé d'emprunter la voie diplomatique » qui entraîne parfois certaines lenteurs.

« Le dernier numéro des propositions françaises prévoit que, dans les trois mois après la signature des actes de la Conférence, le Gouvernement auquel serait confié l'érection du Bureau aurait à soumettre à l'approbation des autres États contractants un règlement pour l'installation et le fonctionnement du Bureau. Si l'on ne peut s'entendre, n'est-ce pas une nouvelle Conférence en perspective? Ne serait-il pas plus pratique de profiter de la réunion actuelle de tant de spécialistes éminents pour tenter de régler cette question qui n'est pas insoluble?

« A la rigueur on pourrait en faire l'objet d'un arrangement séparé susceptible d'être ratifié à part, afin de ne pas compromettre pour cette question spéciale et en somme secondaire le sort de la convention générale.

« Nous possédons, semble-t-il, dans les procès-verbaux des conférences de fondation des diverses Unions internationales et dans le texte même des actes constitutifs de ces Unions, tout le matériel nécessaire pour arriver rapidement au but, si l'on sait restreindre les stipulations internationales à un minimum et abandonner tous les détails, soit au Comité international, soit au Gouvernement du pays où le Bureau aura son siège.

« En résumé, il serait, semble-t-il, à peu près impossible à un Gouvernement quelconque d'élaborer un règlement pour le futur Bureau si on ne lui indique

---

(1) Voir annexe III, p. 84.

pas la somme disponible et si on ne se prononce pas sur l'opportunité d'avoir ou de ne pas avoir un Comité international de surveillance.

« Si on crée ce comité, tout le détail peut lui être renvoyé, et le Gouvernement sur le territoire duquel siégera le Bureau n'a presque plus de rôle à jouer.

« En d'autres termes, il semble opportun, dans quatre ou cinq articles de la convention ou d'un arrangement annexe, de prévoir *le budget maximum du Bureau, le mode de répartition des frais, l'autorité de surveillance et le cercle d'activité du Bureau*. Tout cela est réellement très simple et paraît devoir être stipulé dès maintenant ; tout le reste pourrait être laissé de côté par la Conférence et deviendrait l'affaire soit du Comité international, s'il en est créé un, soit du Gouvernement local. »

M. Cortezo y Prieto, délégué d'Espagne, ne s'attendait pas à ce que des déclarations aussi solennelles fussent faites à la Commission au sujet du Bureau projeté. Il tient cependant à annoncer l'adhésion de l'Espagne à la création d'un Office international de santé.

« Au cours de cette séance plénière de la Conférence, dit-il, où j'ai adressé la parole à la haute Assemblée au nom du Gouvernement de mon pays pour adhérer à ses travaux, j'ai exprimé un avis favorable à la création d'un Bureau international sanitaire qui pourrait s'inspirer des idées exposées par M. Monod lors du dernier congrès pour les infections autochtones et par M. le Prof Proust dans d'autres congrès pour les affections exotiques. Je dois donc seulement vous indiquer, aussi brièvement que possible, ce que, à mon avis, le Bureau doit et peut avoir comme tâche.

« Il doit se préoccuper des infections autochtones au point de vue de la statistique et au point de vue des moyens de les combattre. Nous ne sommes pas convoqués, il est vrai, pour nous mettre d'accord sur la législation et l'élaboration de règlements contre ces maladies, mais nous savons tous que cette étude s'impose. Les infections ordinaires, la diphtérie, la tuberculose, la fièvre typhoïde, etc..., frappent, vous le savez, chaque année bien plus de victimes que le choléra, la fièvre jaune ou la peste. M. Santoliquido l'a très bien exposé : si cette Conférence aboutit à la création d'un Bureau international, le monde civilisé lui en sera reconnaissant.

« Je me permets d'ajouter que l'idéal serait, non seulement d'unifier la législation extérieure de tous les pays, mais aussi leur législation intérieure. Le progrès et les moyens de communication et de transport ne font-il pas, au point de vue sanitaire, de chaque continent, quelles que soient ses frontières et divisions politiques, un seul pays ? Il faut donc persuader aux nations, sans chercher à leur en faire une obligation, qu'il est utile d'établir l'unité dans les mesures prises contre toutes les épidémies. Ce rôle important peut être rempli par le Bureau international qui, siégeant à Paris, centre intellectuel le plus fréquenté, pourrait être, par conséquent, un centre d'informations pour tous les pays.

« Je ne parle pas des dépenses, mon pays saura faire, comme il les a toujours faits, les sacrifices nécessaires pour l'accomplissement d'une œuvre aussi humanitaire. Je termine en proposant la nomination d'une Commission pour rédiger ces trois ou quatre articles dont M. Lardy nous a parlé et qui les soumettrait à notre examen avant la fin de nos travaux. »

M. le baron de Welderen Rengers est heureux de constater que les vues de son Gouvernement concordent presque entièrement avec celles de la délégation française et il demande à la Commission la permission de lui lire les instructions qu'il a reçues au sujet du point actuellement en discussion.

« Le Gouvernement des Pays-Bas est d'avis qu'on ne saurait attribuer à un Bureau sanitaire international des pouvoirs exécutifs, en vertu desquels il pourrait s'immiscer dans l'administration des pays respectifs.

« Par contre, ledit Bureau pourrait être chargé de définir et de mettre en accord avec les progrès de la science les mesures pour la désinfection et d'examiner si les titres des médecins de paquebot, chargés de l'exécution des stipulations des différentes conventions, donnent des garanties scientifiques suffisantes. En outre, il devra recevoir et publier les informations sanitaires des différents pays, se tenir au courant de l'application des prescriptions des conventions et donner son avis sur leur mise en vigueur ».

M. GHIKA est autorisé par son Gouvernement à adhérer à la création d'un Bureau sanitaire international. La délégation roumaine s'associe aux déclarations apportées par M. Santoliquido et au choix de Paris comme siège du futur office de santé.

M. de GROEBEN donne lecture à la Commission de la communication suivante :

« Dans l'intérêt du monde civilisé atteint par les maladies contagieuses et animé du désir de lutter, dans un esprit de solidarité humaine, contre les épidémies, l'honorable M. Proust a bien voulu demander l'institution d'un *Office international de santé*.

« Personne ne méconnaîtra la valeur de cette idée.

« Déjà, à la conférence sanitaire de Vienne, en 1874, il avait été question de constituer une Commission sanitaire internationale permanente ayant pour objet l'étude des maladies épidémiques, — idée qui n'a pu être réalisée en raison des difficultés qui s'y opposaient.

« La proposition de M. Proust a semblé prendre une autre direction que celle formulée à Vienne.

« L'honorable délégué s'est moins préoccupé des investigations scientifiques que de l'idée pratique.

« Comme notre éminent Président l'a déjà démontré dans sa note, le projet de M. Proust ne pouvait avoir des chances d'être adopté que s'il ne portait aucune atteinte à la liberté absolue de l'administration intérieure des différents pays.

« La proposition de M. Barrère réduit donc celle de M. Proust à un simple Bureau international de renseignements.

« N'ayant pas encore reçu du Gouvernement impérial les instructions demandées à cet égard, nous regrettons de n'être pas en mesure de nous prononcer sur cette importante question.

« En attendant, je me permettrai de signaler à la haute Assemblée les deux points suivants :

« 1° Dans le cas où une information immédiate sur la manifestation subite et le développement d'une épidémie est désirable, le Bureau international n'offrirait pas un avantage spécial. On resterait toujours obligé, pour avoir des indications précises, de s'adresser, comme on l'a fait jusqu'à présent, aux Gouvernements intéressés ou à ses représentants locaux, et la tâche assumée par le nouveau Bureau entraînerait forcément dans la plupart des cas une perte de temps.

« 2° D'après les propositions de M. le Président, le nouvel office aurait mission de s'occuper de *toutes* les maladies contagieuses. Or, ce Bureau devrait-il s'occuper d'abord des maladies exotiques, telles que le choléra, la peste et la fièvre jaune, en se réservant, si l'on a obtenu un résultat désirable, d'étendre son action à d'autres maladies ? Il existe déjà, d'ailleurs, des Bureaux internationaux pour certaines maladies, tel que celui de la tuberculose, dont, si je ne me trompe, l'éminent M. Brouardel a bien voulu prendre la présidence, et j'ai lieu de croire que les Bureaux spéciaux du même genre seraient peut-être appelés à combattre plus utilement certaines maladies dans certains pays qu'un seul Bureau de renseignements d'une trop vaste étendue. »

M. le comte de Kinsky tient tout d'abord à rappeler, comme l'a d'ailleurs fait M. le comte de Grocben, que l'idée de créer un Bureau sanitaire international est née à la Conférence de Vienne en 1874. A cette époque le Gouvernement austro-hongrois qui l'avait émise a rencontré une très grande résistance et s'est vu opposer des objections tirés du principe de l'indépendance des États et causées par le refus d'accepter une ingérence quelconque dans les affaires d'ordre intérieur.

L'Autriche-Hongrie a dû en conséquence renoncer à son projet. La proposition formulée tout d'abord par M. Santoliquido aurait pu présenter les mêmes inconvénients et provoquer la même opposition, mais M. Barrère a posé la question sous une forme nouvelle qui semble tenir compte de toutes les objections et devoir exclure toute opposition de la part du Gouvernement austro-hongrois, à condition que les puissances soient unanimes à accepter les propositions françaises.

M. le comte de Kinsky signale cependant qu'en ce qui touche le siège du futur Bureau, il est encore sans instructions. Au surplus, une question de nature interne peut se poser pour la monarchie au sujet de l'office projeté et sur ce point non plus, il n'a reçu jusqu'à présent aucune direction de son Gouvernement.

M. le Dr Davel, délégué de la République Argentine, est heureux de se rallier aux propositions de la délégation française. Il voit dans le futur Bureau une source excellente d'informations sur les événements d'ordre sanitaire et sur les progrès scientifiques. L'existence de l'Office sera précieuse pour le monde civilisé en général et pour les pays de l'Europe en particulier. Il est persuadé que le Gouvernement argentin adhérera à la création projeté et lui-même, en sa qualité de technicien, ne peut que s'en réjouir. En ce qui touche le siège du futur office, il serait également heureux que Paris fût choisi, par acclamation, par la Commission.

M. de Bunsen n'a encore reçu aucune instruction sur le point intéressant dont la Commission se préoccupe. Il ajoute, au nom de la délégation britannique, que lui et ses collègues l'étudient avec le grand désir de se trouver en complet accord avec le sentiment général de la Commission. Il reconnaît toutefois qu'il n'est pas encore très convaincu de l'utilité d'un Bureau sanitaire international, ce qui n'implique pas, d'ailleurs, que cette utilité ne lui sera pas démontrée par un examen attentif de la question et par la discussion actuellement ouverte.

M. le Dr Clado, délégué de Grèce, se félicite de pouvoir apporter l'adhésion du Gouvernement hellénique qui accepte avec enthousiasme l'idée d'un Bureau sanitaire international.

M. le Dr Wawrinsky, délégué pour la Suède, et M. le Dr Bentzen, délégué pour la Norvège, disent que la délégation suédoise et norvégienne a demandé des instructions par le télégraphe. Une dépêche leur a fait savoir que le Gouvernement royal accepte le principe du Bureau, tout en se réservant la faculté de ne donner son agrément aux propositions adoptées qu'après en avoir pris entièrement connaissance.

M. le général Nazare Aga, premier délégué de Perse, fait connaître que son Gouvernement adhère, *en principe*, à la création d'un Office international de santé et à la désignation de Paris comme siège de cet office.

M. le Président, résumant la discussion, constate qu'une proposition ferme a été présentée en ce qui touche, d'abord, le siège du futur Bureau. MM. Santoliquido et de Waxel ont suggéré à la Commission de le mettre à Paris. Il ne pouvait lui-même, ni aucun membre de la délégation française, et par un sentiment que l'on comprendra aisément, prendre aucune initiative à cet égard ou exprimer un avis. Mais, en présence de la proposition qui est faite, il déclare que si le Gouvernement de la République ne peut prendre la responsabilité de voir fonctionner sur son territoire un Bureau qui ne serait pas rigoureusement indépendant du pouvoir local, il considérera comme un honneur d'offrir l'hospitalité à l'office projeté au cas où le caractère strictement indépendant en serait proclamé.

M. Barrère ajoute qu'il a écouté avec intérêt les observations présentées par M. Lardy au point de vue de l'organisation du Bureau. Assurément on ne saurait calquer l'Office sanitaire sur le Bureau international des poids et mesures: ce qu'il importe c'est que l'Office international de santé soit organisé selon l'esprit et les principes qui ont présidé à la création de ce Bureau.

Les documents apportés à la Commission par M. le délégué de Suisse seront utiles à étudier lorsque les Gouvernements seront appelés à se prononcer sur les attributions du Bureau et sur son organisation. Mais, en ce moment, il ne peut s'agir que de décider en principe la création du Bureau. Une discussion de détail risquerait d'entraîner fort loin. Étant donné la limite des pouvoirs de la Conférence, la durée déjà longue de ces travaux, il semble préférable de laisser aux Gouvernements le soin de résoudre ces questions de détail. Si Paris est choisi comme siège de l'Office, il appartiendra au Gouvernement français de présenter dans un délai de trois mois ou plus, un projet de règlement qui sera examiné et approuvé, s'il y a lieu, par les États intéressés.

Si, comme le Président l'espère, la Commission partage ce sentiment, il conviendrait donc seulement de se prononcer sur les cinq points énumérés dans la note qu'il a lue au cours de la précédente séance.

M. Lardy reconnaît que l'Allemagne et la France demandant l'ajournement de la proposition, il est difficile aux autres délégations de ne pas l'accepter. Il persiste néanmoins à penser qu'en peu de jours, on aurait pu rédiger quatre ou cinq articles qu'on aurait communiqués par télégraphe aux divers Gouvernements. Cette solution eût été la meilleure, la plus rapide et la plus pratique.

M. Barrère fait observer qu'il n'est nullement question de l'ajournement de la création du Bureau, mais seulement d'en réserver à l'avenir, dans le délai indiqué par lui, l'organisation technique.

M. le comte de Kinsky demande si la décision finale sur la question de principe doit être prise séance tenante. Il préférerait avoir reçu des instructions formelles avant de se prononcer.

M . le Président répond que, si une délégation n'est pas en mesure d'exprimer dès maintenant un avis ferme, elle aura toujours la faculté de le faire au *plenum* de la Conférence.

M . le Comte de Grœben désirerait savoir de quelles maladies le Bureau aura à s'occuper. .

M . Barrère considère que cette énumération trouvera place dans le projet qui sera ultérieurement soumis aux puissances.

M . le baron de Welderen Rengers, rappelant les observations du président, exprime le vœu que pour bien marquer que l'Office international de santé n'aura pas un pouvoir exécutif, il conviendrait d'ajouter dans le deuxième point du projet de résolution de M. Barrère, et après les mots « maladies infectieuses », la phrase suivante: « sans pouvoir s'immiscer d'aucune façon dans l'administration des différents pays ».

M . Barrère n'y verrait aucun inconvénient, mais l'utilité ne lui en semble pas démontrée. Il ressort, en effet, de la discussion que le Bureau doit être rigoureusement international et ne doit s'immiscer en rien dans les affaires intérieures de chaque État.
L'exposé des motifs de ses propositions est aussi clair que possible à ce point de vue.

M . le baron de Weldern Rengers prend acte de cette déclaration et retire sa proposition.

M . Lardy insiste pour l'ajournement du vote sur la question de principe. Il serait désirable aussi qu'une manifestation unanime fût faite en ce qui concerne le choix de Paris comme siège du Bureau.

M . le Président est sensible aux sentiments qui animent M. le délégué de Suisse. Mais le vote ne perdra rien de sa solennité pour être émis dès maintenant par la grande majorité de la Commission.
Dans ces conditions, et sous réserve des observations présentées par les délégations d'Allemagne, d'Autriche-Hongrie et de Grande-Bretagne, M. Barrère soumet à l'approbation de la Commission le projet de la délégation française.

Le projet est adopté.

M . le Président constate qu'une deuxième proposition complémentaire a été faite par MM. les délégués d'Italie et de Russie et appuyée par plusieurs membres de la Commission à l'effet de fixer Paris comme siège du futur Office sanitaire.
Cette proposition, sous le bénéfice des observations formulées par MM. les délégués d'Autriche-Hongrie, d'Allemagne et de la Grande-Bretagne, est également ment adoptée.

Annexes aux observations présentées par **M. Lardy**, délégué de la Suisse (procès-verbal de la 6ᵉ séance de ˌla commission des voies et moyens)

I. — Comptes des dépenses de quelques bureaux internationaux (Exercice 1902.)

	PROPRIÉTÉ LITTÉRAIRE	PROPRIÉTÉ INDUSTRIELLE	POSTES	TÉLÉGRAPHES	CHEMINS DE FER	POIDS ET MESURES (2)
	fr. c.	fr. c.	fr. c.	fr. c.	fr. c.	fr. c.
Comité international....................	»	»	»	»	»	7.000 00
Directeur............................	(1) 9.000 00	(1) 9.000 00	18.000 00	18.000 00	18.000 00	15.000 00
Personnel supérieur	(1) 19.470 00	(1) 19.470 00	31.000 00	39.600 00	37.000 00	28.000 00
Personnel subalterne..................			13.800 00		15.700 00	5.520 00
Assurances ou pensions................	(1) 4.207 50	(1) 4.207 50	9.420 00	8.640 00	10.425 00	1.000 00
Loyer...............................	1.185 00	1.185 00	4.100 00	4.750 00	3.100 00	(3) 6.000 00
Frais de bureaux.....................	772 92	909 11	5.772 30	2.868 17	3.537 74	4.350 00
Publications du bureau international......	4.027 25	7.659 60	11.019 39	44.712 42	13.419 95	15.200 00
Bibliothèque, instruments, laboratoires......	471 93	562 75	398 40	759 79	723 30	22.000 00
Divers..............................	1.075 80	482 20	3.260 12	2.674 73	622 60	4.930 00
Totaux des dépenses...........	40.210 40	43.475 72	96.770 21	122.005 11	102.528 59	101.000 00
Recettes............................	1.411 29	6.355 72	(4) »	45.379 11	7.046 95	1.000 00
Net.......................	38.799 11	37.120 00	96.770 21	76.626 00	95.481 64	100.000 00
Budget maximum admis par les conventions	60.000 00	60.000 00	125.000 00	100.000 00	100.000 00	100.000 00
Réserves existantes pour pensions, secours, etc..	»	53.334 85	58.197 00	58.299 25	21.847 47	25.000 00

(1) Le personnel est commun aux deux bureaux. — (2) Évaluations pour 1903. — (3) Entretien des bâtiments. — (4) Une somme de 28.484 fr. 79 a été, en outre, versée au fonds pour l'érection d'un monument commémoratif de la fondation de l'Union postale.

II. — *Répartition par États des frais de quelques bureaux internationaux (Année 1902).*

	PROPRIÉTÉ LITTÉRAIRE	PROPRIÉTÉ INDUSTRIELLE	POSTES	TÉLÉGRAPHES	CHEMINS DE FER	POIDS ET MESURES
	fr.	fr.	fr.	fr.	fr. c.	fr.
Allemagne	5.000	»	4.775	3.300	24.635 96	12.745
Argentine	»	»	955	3.300	»	1.056
Australasie	»	»	4.775	»	»	»
Australie méridionale	»	»	»	1.320	»	»
Australie occidentale	»	»	»	396	»	»
Autriche	»	»	4.775	3.300	8.869 28	5.582
Belgique	3.000	2.175	2.865	1.980	2.148 30	1.508
Bosnie Herzégovine	»	»	955	660	411 31	»
Brésil	»	2.175	2.865	3.300	»	»
Bulgarie	»	»	955	660	»	»
Canada	»	»	2.865	»	»	»
Cap de Bonne Espérance	»	»	»	1.320	»	»
Ceylan	»	»	»	396	»	»
Cochinchine	»	»	»	660	»	»
Colonies britanniques (Inde exceptée)	»	»	4.775	»	»	»
Colonies portugaises	»	»	1.910	660	»	»
Corée	»	»	191	»	»	»
Crète	»	»	191	(1/2) 198	»	»
Danemark	»	1.450	1.910	1.320	916 22	151
Dominicaine (République)	»	435	573	»	»	»
Égypte	»	»	2.865	1.320	»	»
Espagne	4.000	2.900	3.820	2.640	»	4.223
États-Unis d'Amérique	»	3.625	4.775	»	»	11.539
France et Algérie	5.000	3.625	4.775	3.300	17.864 91	8.824
Colonies françaises	»	»	2.865	»	»	»

Hongrie	»	»	4.775	3.300	7.969 44	4.374
Inde britannique	»	»	4.775	3.300	»	»
Indes néerlandaises	»	»	2.865	1.980	»	»
Italie	5.000	3.625	4.775	3.300	6.153 38	7.315
Japon	4.000	2.900	4.775	3.300	»	7.014
Luxembourg	600	»	573	396	175 94	»
Mexique	»	»	955	»	»	3.092
Monaco	600	»	»	»	»	»
Monténégro	»	»	191	396	»	»
Natal	»	»	»	396	»	»
Norvège	2.000	1.450	1.910	1.980	»	528
Nouvelle-Calédonie	»	»	»	396	»	»
Nouvelle-Galles du Sud	»	»	»	1.320	»	»
Nouvelle-Zélande	»	»	»	1.320	»	»
Pays-Bas	»	1.450	2.865	1.980	1.205 40	»
Pérou	»	»	955	»	»	1.056
Perse	»	»	573	396	»	»
Portugal	»	2.175	1.910	660	»	1.207
Queensland	»	»	»	1.320	»	»
Roumanie	»	»	2.865	1.980	»	1.357
Russie	»	»	4.775	3.300	23.478 75	19.306
Sénégal	»	»	»	660	»	»
Serbie	»	725	955	660	»	603
Siam	»	»	573	660	»	»
Suède	»	2.175	2.865	1.980	»	1.207
Suisse	3.000	2.175	1.910	1.320	1.652 75	754
Tasmanie	»	»	»	396	»	»
Tunisie	600	435	955	660	»	»
Turquie	»	»	4.775	3.300	»	»
Uruguay	»	»	573	(1/2) 660	»	»
Vénézuéla	»	»	573	»	»	»
Victoria	»	»	»	1.320	»	»
Autres États	»	»	11.842	»	»	»
Totaux	38.800	37.120	125.296	76.626	95.481 64	100.000

III. — Répartition des frais d'un bureau international sanitaire
avec dotation de cent mille francs par an

Classification admise pour l'Union postale.

1re classe : Allemagne, Autriche, États-Unis, France, Grande-Bretagne, Hongrie, Italie, Indes britanniques, Russie, Turquie.
2e classe : Espagne.
3e — Belgique, Brésil, Égypte, Pays-Bas, Roumanie, Suède.
4e — Danemark, Portugal, Norvège, Suisse.
5e — République Argentine, Grèce, Serbie.
6e — Luxembourg, Monténégro, Perse.

A. — *Répartition entre tous les États représentés à la Conférence sanitaire de Paris.*

10 pays de 1re classe à 25 unités............	250	unités.
1 — 2e — 20 —	20	—
6 — 3e — 15 —	90	—
4 — 4e — 10 —	40	—
4 — 5e — 5 —	20	—
3 — 6e — 3 —	9	—

429 unités.

Budget total maximum 100.000 francs.

100.000 fr. : 429 = 233 fr. 10 par unité.

Pour la 1re classe 5.827 fr. 50, soit pour 10 pays.	58.275 fr.
— 2e — 4.662 fr. — 1 — .	4.662
3e — 3.496 fr. 50 — 6 — .	20.979
— 4e — 2.331 fr. — 4 — .	9.324
— 5e — 1.165 fr. 50 — 4 — .	4.662
—. 6e — 699 fr. 30 — 3 — .	2.098

100.000

B. — *Mêmes calculs si la Grèce, la Perse et la Turquie sont exceptés.*

9 pays de 1re classe à 25 unités	. . . .	225 unités.
1 — 2e — 20 —	. . . .	20 —
5 — 3e — 15 —	. . . .	90 —
4 — 4e — 10 —	. . . .	40 —
3 — 5e — 5 —	. . . .	15 —
2 — 6e — 3 —	. . . .	6 —

396 unités.

$$100.000 \ fr. \ : \ 396 = 252 \ fr. \ 57 \ par \ unité.$$

		fr. c.
Pour la 1re classe 7.122 fr. 25, soit pour 9 pays. . . .		56.838 25
— 2e — 5.051 fr. 14 — 1 ·		5.051 15
— 3e · — 3.788 fr. 55 5 —. . . .		22.761 50
· 4^e — 2.525 fr. 70 · 4 —		10.105 80
— 5e — 1.262 fr. 50 ·· 3 ·		3.728 05
— 6e — 757 fr. 70 — 2 —. . . .		1.515 25

100.000 00

VI

5e séance plénière. — 16 novembre 1903.

Présidence de M. Barrère.

Extrait du rapport de M. le Marquis Paulucci di Calboli, rapporteur général de la Commission des voies et moyens :

Office international de Santé

« En étudiant la réorganisation du système de la défense sanitaire internationale, la Commission des voies et moyens n'a fait que parcourir jusqu'ici le chemin tracé par les Conférences antérieures, dont elle a, pour ainsi dire, révisé les travaux. Mais notre tâche ne s'est pas bornée là, votre Comité n'a pas hésité à quitter la vieille route pour aborder la discussion d'un grave et nouveau problème.

« Le programme de la Conférence de Paris de 1903 a un autre point, qui la distingue des autres et qui constitue sa personnalité.

« Tous les efforts tendent aujourd'hui à resserrer les liens de fraternité morale et sociale des États, dans un but commun du plus haut idéalisme humanitaire. C'est pour l'atteindre aussi dans le domaine sanitaire qu'on a proposé la création d'un Office central, ou Bureau sanitaire international, véritable observatoire de la marche des maladies infectieuses. Cet organe devrait être chargé de centraliser les informations ayant trait aux maladies, et d'indiquer en plus les imperfections et les lacunes des règlements et organisations sanitaires. Ce Bureau ne serait qu'un office de renseignements d'utilité et de progrès sanitaires. Il ne saurait avoir aucun pouvoir d'immixtion dans les affaires hygiéniques intérieures des différents pays, tout en gardant son caractère strictement international. Mais son autorité n'en serait pas moins grande ; elle aurait la force morale et l'influence scientifique qui émanent d'une assemblée éclairée et indépendante. La discussion engagée sur cette proposition a démontré les bienfaits de cette institution. Deux délégations ont toutefois fait des réserves sur la création de ce Bureau, et une troisième délégation y a donné son assentiment sous la condition que les autres Gouvernements seraient d'accord pour l'établir. Votre Commission s'est prononcée, à une grande majorité, pour l'adoption en principe de la création du Bureau sur le type du Bureau des poids et mesures, avec les modifications réclamées par la différence de ses fonctions. Paris a été désigné comme siège de l'Office international sanitaire à établir. La Commission a été heureuse de donner ainsi à la France, à qui nous sommes redevable de cette féconde initiative, une preuve de haute confiance internationale et de sympathique déférence.

Comme suite de ses délibérations, la Commission des voies et moyens a l'honneur de vous soumettre le projet de résolution ci-après :

... *Office international de Santé.* — 1. Il est créé un Office international de Santé d'après les principes qui ont présidé à la formation et au fonctionnement du Bureau international des poids et mesures. Ce Bureau aura son siège à Paris.

II. L'Office international aura pour mission de recueillir les renseignements sur la marche des maladies infectieuses. Il recevra à cet effet les informations qui lui seront communiquées par les autorités supérieures d'hygiène des États participants.

III. L'Office exposera périodiquement les résultats de ses travaux dans des rapports officiels qui seront communiqués aux Gouvernements contractants. Ces rapports devront être rendus publics.

IV. L'Office sera alimenté par les contributions des Gouvernements contractants.

V. Le Gouvernement, sur le territoire duquel sera établi l'Office international de Santé, sera chargé, dans un délai de trois mois après la signature des actes de la Conférence, de soumettre à l'approbation des États contractants un règlement pour l'installation et le fonctionnement de cette institution.

. . . .

M. Barrère désirerait savoir si des délégués ont des observations à formuler.
Personne ne demandant la parole, le rapport de M. le marquis Paulucci de Calboli et les conclusions qui l'accompagnent sont adoptés.

M. le Président expose à la Conférence qu'il lui a paru utile et nécessaire de résumer sous une forme diplomatique ces conclusions pour faciliter la rédaction de la Convention future.

Il lit en conséquence le texte du document suivant :

« *De l'Office international de Santé* — La Conférence, prenant acte des conclusions de la Commission des voies et moyens sur la création d'un Office sanitaire international à Paris, laisse au Gouvernement français le soin de présenter, à cet effet, par voie diplomatique, quand il le jugera opportun, des propositions aux États représentés à la Conférence. »

Personne ne demandant plus la parole, M. le Président déclare adoptées par la Conférence les conclusions qu'il lui a soumises.

VI

Séance de clôture. — 3 décembre 1903.

Présidence de M. Barrère.

M. Barrère prononce le discours suivant :

« La Conférence est arrivée au terme de ses travaux. J'ai le devoir fort agréable, Messieurs, de vous exprimer mes sentiments reconnaissants pour le concours que vous ne m'avez pas marchandé dans l'accomplissement de ma tâche présidentielle. Avec des collaborateurs aussi éminents, avec des savants aussi éclairés, aussi laborieux, cette tâche devenait facile. Il est toujours agréable d'être associé aux choses qui réussissent ; mais il en est ainsi surtout quand ces choses ont trait au bien public.

« L'œuvre accomplie par la Conférence compte parmi celles-là ; elle est le vôtre, Messieurs, et tout le crédit vous en revient.

« Permettez-moi de vous offrir les félicitations sincères du Gouvernement qui vous a offert l'hospitalité. La Conférence de Paris promettait beaucoup. Elle a tenu encore plus qu'elle ne promettait. La Convention qui sort de vos délibérations est destinée à rendre les plus précieux services à la santé et au commerce universels. Résumant comme elle le fait sous une forme précise, nette et simple toutes les Conventions antérieures, rajeunies et remises au point, corrigées par l'expérience et le progrès de la prophylaxie des maladies exotiques, cette Convention est le dernier rempart de la défense contre les maux dont nous cherchons à préserver le monde : c'est la charte sanitaire internationale par excellence.

« Vous avez porté au plus haut point par cette Convention l'application intelligente et rationnelle des règlements consentis par les puissances ; vous avez créé, fortifié et développé les organes anciens et nouveaux destinés à en assurer l'efficacité. Je n'hésite pas à déclarer que cette œuvre est admirable et qu'elle est un titre d'honneur public pour tous ceux qui y ont contribué. »

M. le Commandeur Santoliquido, premier délégué d'Italie, s'exprime à son tour dans les termes ci-après :

« Messieurs,

« Vous me permettrez de prendre encore une fois la parole pour m'associer à ce qui vient d'être si éloquemment dit par notre éminent Président.

« Certes, la tâche que nous venons de remplir ensemble a été ardue, fatigante et lourde. Les obstacles parfois se sont accumulés sur la route que nous avions à parcourir. Et il n'a rien moins fallu que l'esprit de conciliation et la bonne volonté constante de chacun des membres de cette assemblée pour nous permettre d'atteindre le but vers lequel nous marchions.

« Ce but est désormais atteint et nous avons le droit de considérer avec une satisfaction légitime l'œuvre accomplie par nous, de nous dire que cette œuvre aura une heureuse répercussion sur les intérêts de la défense sanitaire commune ainsi que les intérêts économiques communs dont nous avons, dans une certaine mesure, assumé la tutelle.

« Je ne crois pas me tromper en affirmant que notre Conférence jalonnera d'une pierre miliaire nouvelle la voie glorieuse du progrès sanitaire international, puisque c'est à elle que l'édifice social élevé par nos devanciers devra son couronnement.

« Jetons, si vous le voulez bien, un rapide coup d'œil sur ce que nous avons fait.

« Nous avons, Messieurs, en conformité de ce principe fondamental, en économie politique aussi bien qu'en mécanique, que l'effort doit être proportionné au résultat que l'on veut obtenir, réduit notablement, et pour ainsi dire au strict nécessaire, les mesures de défense internationale contre la peste.

« Nous avons, pour le plus grand profit du commerce et de la navigation internationale, qui occupe une place si considérable dans la vie des nations modernes, rénové et étendu l'application des doctrines libérales en matière sanitaire.

« Nous avons enfin rendu définitive et permanente l'affirmation du principe de la solidarité civile entre nations, principe dont se sont constamment inspirées nos réunions et qui en a été la base fondamentale.

« Ce n'est pas tout. Notre Conférence a eu encore l'honneur de faire connaître le nombre et l'importance des progrès accomplis dans les divers pays pour le développement de leurs organisations sanitaires respectives. Et nous devons saluer avec joie cette émulation féconde vers le bien, ce sentiment infatigablement actif, qui pousse tous les Gouvernements à améliorer, sans repos ni trêve, les services publics sanitaires. Nous le devons d'autant plus que nous sommes, mieux que personne, à même d'apprécier l'immense avantage qu'en retire la défense chaque jour plus rationnelle contre l'invasion des maladies exotiques. »

VII

Procès-verbal de signature. - 3 décembre 1903.

Présidence de M. BARRÈRE.

M. le comte DE GROEBEN, premier délégué d'Allemagne, lit la déclaration suivante :

« Tout en autorisant les délégués d'Allemagne à signer la Convention, le

Gouvernement impérial leur a donné l'instruction de faire la déclaration suivante :

« ... 3° ART. 181 et Annexe III. — « Le Gouvernement impérial renouvelle les réserves faites par sa délégation dans la Commission des voies et moyens, à l'égard d'un tel établissement. »

M. DE BUNSEN, premier délégué de la Grande-Bretagne, fait la déclaration suivante :

« Tout en autorisant les délégués de la Grande-Bretagne à signer la Convention, le Gouvernement de Sa Majesté britannique leur a donné l'instruction de faire en son nom la déclaration suivante :

« ... En ce qui concerne la question d'un Office international de Santé (art. 181 et annexe III de la Convention), le Gouvernement de Sa Majesté renouvelle les réserves faites par sa délégation dans la Commission des voies et moyens, sur l'utilité d'un tel établissement. »

M. DE SUZZARA, délégué d'Autriche-Hongrie, lit la déclaration ci-après, dont la Conférence lui donne acte :

« L'Autriche-Hongrie, tout en signant la Convention, ne croit pas pouvoir se départir des réserves faites par sa délégation au cours des discussions de la Commission des voies et moyens à l'égard de l'établissement prévu par l'article 181 de la Convention. »

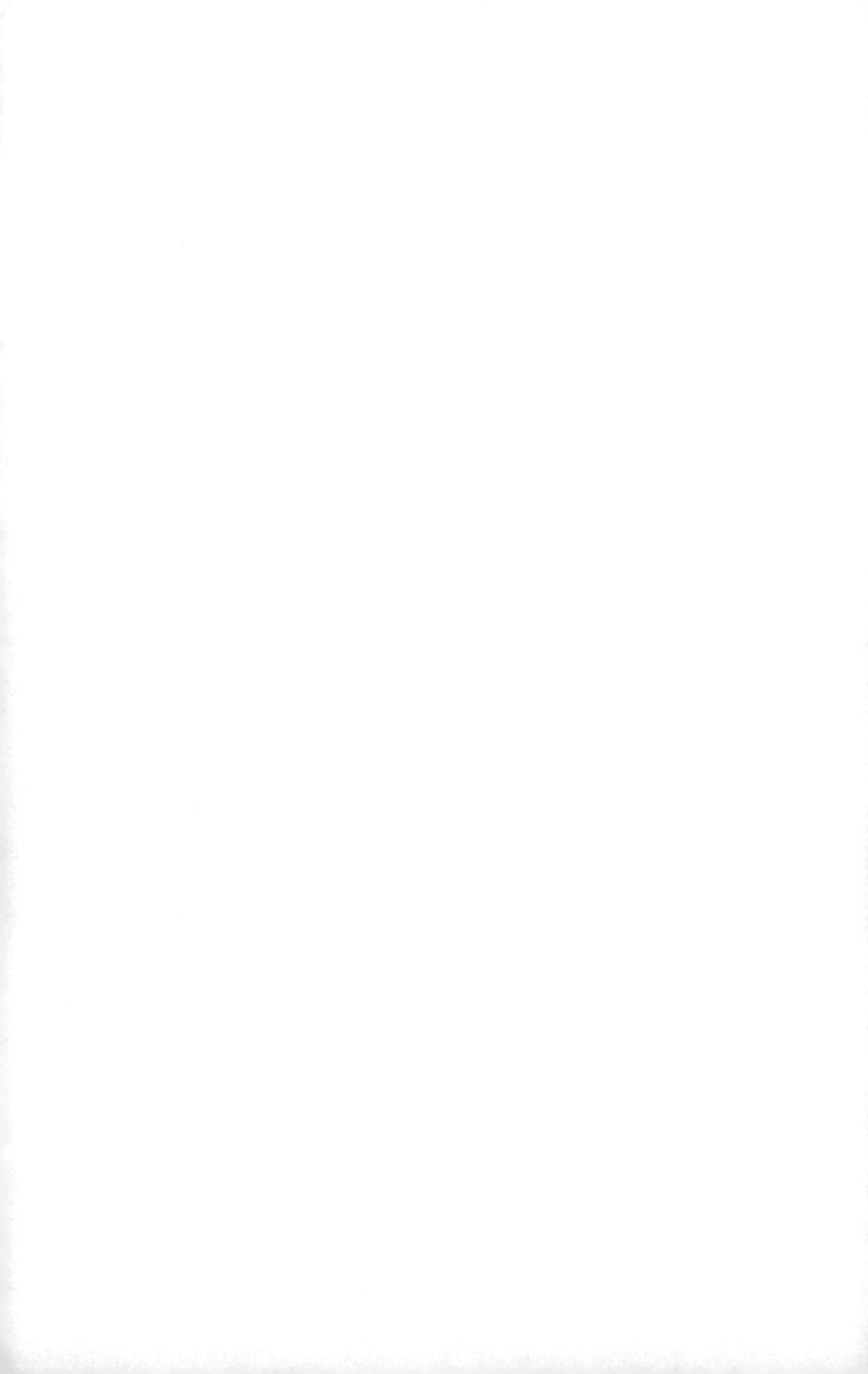